MÉMOIRES

PHYSIOLOGIQUES

ET

D'HISTOIRE NATURELLE.

TOME PREMIER.

MÉMOIRES

PHYSIOLOGIQUES

ET

D'HISTOIRE NATURELLE,

Par Mr Étienne J. P. HOUSSET,

Docteur en Médecine de l'Université de Montpellier, de la Société Royale de Médecine de Paris, premier Médecin des Hôpitaux d'Auxerre & de la Généralité de Bourgogne, pour les Épidémies, Membre de plusieurs Académies & Sociétés Royales, &c.

TOME PREMIER.

**

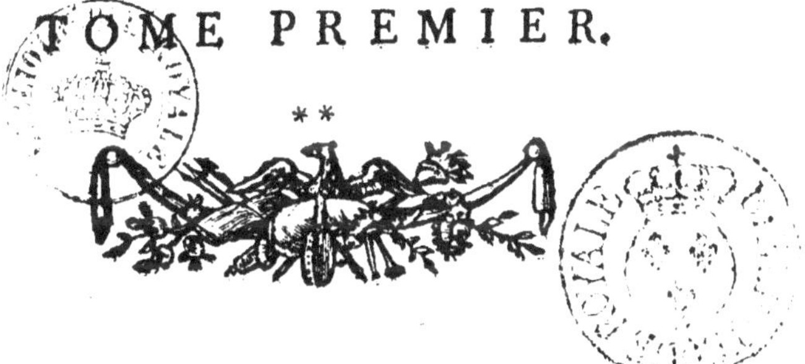

A AUXERRE,

De l'Imprimerie de Laurent Fournier.

Et se vend à PARIS,

Chez { MÉQUIGNON, l'aîné, Rue des Cordeliers.
{ THÉOPHILE BARROIS, Quai des Augustins.
{ ROYEZ, Quai des Augustins.

M. DCC. LXXXVII.

Avec Approbation & Privilege du Roi.

Long - temps inſtruit par l'Art , guidé par la Nature ;
Ai - je pu me tromper ? Si je ſuis dans l'erreur,
Éclairez - moi , Savans ; une ſage cenſure
Honore en même - temps le Critique & l'Auteur.

A MONSIEUR,

MONSIEUR DE LASSONE,

Conseiller d'État & du Roi en ses Conseils, premier Médecin de Leurs Majestés, Docteur-Régent de la Faculté de Médecine de Paris, Agrégé Honoraire à l'Université de Montpellier & au Collége des Médecins de Nancy, des Académies Royales des Sciences de Paris, Londres, Stokholm, &c.; de l'Institut de Bologne, de la Société Royale de Médecine, Censeur Royal, Surintendant des Eaux Minérales de France, Inspecteur pour les Épidémies, &c. &c.

Monsieur,

En vous dédiant les exercices de ma jeunesse, je les mets sous les auspices du vrai mérite & de la vertu ; l'un & l'autre vous ont fait premier

a ij

iv

Médecin de nos Augustes Souverains à la satisfaction de toute la France; fasse le Ciel, MONSIEUR, que cette glorieuse qualité ne soit pour vous qu'un titre d'honneur ! en conservant des jours aussi précieux, vous comblerez nos désirs, vous assurerez notre bonheur, celui de nos arrières neveux & du monde entier.

Je suis, avec le plus profond respect,

MONSIEUR,

Votre très-humble &
très-obéissant serviteur,
HOUSSET.

A Auxerre,
ce 2 Juin 1787.

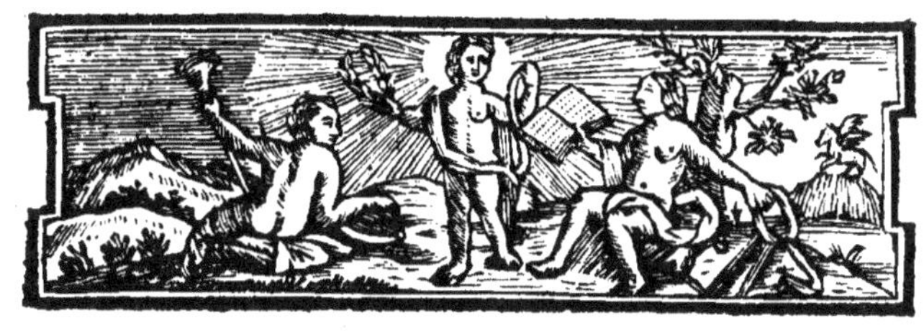

PRÉFACE.

ON a travaillé depuis quelques tems à connaître quelles font les parties fenfibles & irritables des animaux. Chacun a cru, par fes Expériences réitérées & propofées pour fidéles, avoir développé, réfolu les différens problêmes que cette matière renferme. M. Haller avait lu, en 1752, une fort belle Differtation qui renverfait les idées communes & reçues de tems immémoriál par les plus favans Anatomiftes ; cet illuftre Auteur me fit l'honneur de me communiquer cet ouvrage & la Théfe inaugurable de fon cher difciple, M. Zimmerman, publiée en 1751, fous ce titre latin : *Differtatio de Irritabilitate*, *authore Georgio Zimmerman*. Je fus étonné de remarquer dans ces deux Ecrits une contrariété parfaite avec les principes que j'avais puifés dans l'Univerfité de Montpellier ; je les croyais fabuleux & ne voulais pas néanmoins les rejetter fans examen ; je réfolus en conféquence de m'affurer à fond de la vérité ; mais, avant d'exécuter ce deffein, je profitai avec plaifir d'une occafion que me fournit un Anatomifte ; la répétition des Expériences Hallériennes devait éclaircir les difficultés qu'elles jettaient dans l'efprit. J'affiftai régulièrement à fes vivifections, recueillis avec exactitude les réfultats de fes tentatives, me rendis compte des procédés & de toutes les circonftances qui accompagnaient fes opérations. Une pareille conduite me mit en état d'appercevoir clairement les erreurs dans lefquelles fe jettaient de jour en jour des fpectateurs trop prévenus de l'habileté du Démonftrateur, pour prêter une attention fcrupuleufe aux conditions néceffaires en fait d'expériences, afin d'en tirer des conclufions judicieufes.

Impartial dans cette affaire affez importante pour la Médecine & la Chirurgie, je tenais un silence profond, j'écartais toute prévention, de manière qu'inftruit de l'affurance que donnait l'Anatomifte qu'il ferait bientôt imprimer le Recueil de fes Leçons Expérimentales, je jugeai convenable de ne point fouffrir que le public fût trompé : je me déterminai pour lors à compofer un Mémoire que j'eus l'honneur de lire en 1755 à la Société Royale des Sciences de Montpellier, pour prémunir cette illuftre & prudente Compagnie contre des faits qui s'accréditaient de plus en plus fous l'apparence du vrai, ce qui m'attira beaucoup de contradiétions de la part de ceux d'entre mes collégues qui tombaient dans l'illufion ; je faifais mes efforts pour fatisfaire aux objeétions qu'ils ne ceffaient de produire contre mes fentimens.

En 1756, le même Anatomifte, pour donner plus de poids & d'autenticité à fes tentatives, y invita un grand nombre de perfonnes diftinguées par leur mérite ; je ne perdis pas courage ; j'affiftai de rechef à l'amphithéâtre ; on était convenu de tenir un regiſtre exact des réſultats que chacun ſignerait & approuverait.

Le Démonſtrateur n'eut pas plutôt travaillé à la première expérience que je déſapprouvai ſa méthode , par laquelle Monſieur Pozzi s'était trouvé contraire à Monſieur Haller , & lui propoſai la ſeconde, dont ce célèbre Médecin s'eſt ſervi ſi heureuſement , moyennant laquelle il s'était établi entre les deux Auteurs une conformité de doctrine que j'admirais : il eſt vrai que cette dernière manière d'opérer n'eſt ſujette à aucuns des inconvéniens de la première , qui peut faire paraître de la ſenſibilité dans une partie inſenſible , ſoit qu'on employe pour la preuve les moyens méchaniques , ſoit qu'on ſe ſerve de chymiques ; j'ignore abſolument les raiſons qui l'empêchaient de conſentir à ma juſte demande ; peut-être craignait-il de ſe trop bien éclaircir & d'avoir le deſſous dans la diſpute ; un homme auſſi jaloux du progrès des ſciences que l'eſt Monſieur Pozzi, ne m'aurait pas fait ce refus ; mais il s'agissait de se former une réputation au préjudice d'un grand personnage , l'occasion ne s'en présente pas toujours.

Je me fis donc un scrupule d'adhérer à plusieurs conclusions relatives à l'irrégularité des procédés , parce que j'espérais démontrer dans un écrit particulier leur peu de solidité ; j'aurais été contraint dans ce cas , en ménageant l'autorité des gens respectables qui les appuyaient , de dévoiler sans déguisement ma pensée ; déjà je commençais à les en prévenir , lorsque muni de liqueurs corrosives & d'instrumens anatomiques , je proposai au Démonstrateur de faire voir à l'assemblée le contraire des résultats qu'on avait reçus en sa faveur ; il éluda le défi , sous le prétexte spécieux que le cours de ses leçons serait interrompu ; je pris aussi-tôt le parti de ne plus me présenter à l'amphithéâtre & de faire des expériences en mon particulier ; j'en tentai quelques-unes avant de quitter Montpellier , dont furent témoins des personnes qui par leur

ſignature avaient autoriſé celle de l'Anatomiſte ; elles étaient intéreſſées à critiquer
les miennes, à ne les adopter qu'après de
mûres réflexions & un examen ſérieux ;
elles ſe virent néanmoins forcées de ſe ré-
tracter, après avoir pris la ſage précaution
de s'inſtruire par elles-mêmes des faits dont
elles dreſsèrent les articles, diſant : *ou nous
avions perdu les yeux, ou le Démonſtrateur
a voulu nous tromper.*

L'hiſtoire de ce fait s'étant répandue,
on commença à révoquer en doute les pré-
tendues démonſtrations ; la grande confiance
qu'on y avait miſe s'éteignit peu-à-peu ;
l'on ceſſa de blâmer en moi la réſiſtance
que j'avais oppoſée aux efforts du préjugé
juſqu'alors victorieux, & l'on conclut que
l'expérience, loin de garantir de l'erreur,
y conduiſait & l'entretenait, lorſqu'elle
était confiée à des mains peu habiles, ou
à des gens préoccupés d'opinions qui lui ſont
étrangères.

J'eſpère que mon Lecteur ne me ſaura
pas mauvais gré du récit naïf que je viens

de lui faire de ce qui s'eft paffé à Montpellier fur la matière que je vais traiter ; il fentira par la circonftance préfente qu'il ne faut pas ajouter une foi aveugle à tout ce qui porte titre d'expériences ; qu'il eft bon, avant de s'y repofer, d'examiner, fur-tout dans les faits anatomiques, fi la vivacité de l'imagination n'a pas engagé un Ecrivain à produire des êtres nouveaux qui n'exifteraient pas dans l'ordre établi, & que la nature répudie comme enfans qu'elle méconnaît ; qu'il eft expédient d'examiner par qu'elle voie il eft parvenu à telle connaiffance, afin de la fuivre fans s'en écarter ; on ne voit que trop fouvent des hommes qui jouiffent d'une réputation brillante y mettre trop leur confiance, inventer des fyftêmes finguliers, renverfer toute fcience, captivés par l'envie prédominante de paffer dans les fiècles futurs pour les plus favans de ceux qui les ont précédés.

Quoique toutes ces confidérations ne doivent point être appliquées à une perfonne auffi véridique & non moins illuftre que l'eft Monfieur Haller, je fuis pourtant perfuadé qu'elles ont porté plufieurs grands Médecins à ne point paffer légérement fur les Expériences dont il a enrichi la République des Lettres; ils les ont répétées; tous ont prétendu avoir bien confulté la nature, quelque partagés qu'ils foient dans leurs opinions; de forte que les uns, comme les Zimmerman, les Zinn, les Tozetti, les Pozzi, les Bordenave, &c., fe rangent du parti de l'Auteur : les autres, comme les Bianchi, les Lorri & autres favans, s'en déclarent, fi ce n'eft en tout, au moins en grande partie, fes adverfaires. Lefquels d'entr'eux puis-je croire en toute sûreté? Blâmerai-je ceux-ci pour faire l'éloge de ceux-là ? A dieu ne plaife que je me comporte d'une manière fi peu régulière & bien peu honorable à tout homme qui penfe bien; je juftifierai au contraire le zèle qu'ils ont témoigné pour marcher dans la route encore bien obfcure de ces connaiffances; il eft vrai que les fentiers qu'ils ont fuivis pour atteindre au véritable but ont pu être opposés ; delà , cette variété dans les sentimens qui me sollicite aussi-bien que l'agréable invitation de mes amis , à faire part au Public de mes Recherches sur les Parties Sensibles & Irritables des Animaux, auxquelles j'en ai joint de nouvelles sur une matière que personne, à ce que je crois , n'a encore agitée par la voie de l'expérience , je veux dire , sur la Convulsibilité , dont Willis nous a parlé comme Praticien dans son Traité des Maladies convulsives. Puissent ces Recherches être accueillies favorablement ! J'ai fait mes efforts pour leur donner un degré d'utilité qui puisse les rendre dignes du suffrage des savans.

Mon premier Mémoire expose les idées générales & essentielles qu'on doit se former de la nature & des effets des trois propriétés dont je viens de parler , parce que je me suis apperçu que quelques Auteurs avaient confondu l'Irritable & le Sensible , essentiellement séparés l'un de l'autre , & que je craindrais qu'on identifiât aussi la Sensibilité avec la Convulsibilité.

Dans le fecond, après avoir donné une analyfe des expériences de M. Tandon, célèbre Anatomifte de Montpellier, j'en fais voir la futilité par des réflexions qui établiffent inconteftablement la manière dont un Démonftrateur doit procéder pour tirer de fes expériences de juftes réfultats.

Le troifième a pour unique but de faire connaître la diftinction qui exifte entre les parties fenfibles & irritables, & renverfer le fyftême de M. le Cat, fyftême qu'il importait beaucoup de ne pas laiffer répandre : il avait été couronné par une des plus célébres Académies de l'Europe.

Les Mémoires fuivans renferment des Notions intéreffantes fur le Cerveau, cet organe principal de la vie, qui a fixé l'attention des plus grands Phyficiens, & des Obfervations fur quelques écarts de la nature, pour fervir à l'hiftoire de l'homme, dont la connaiffance ne fera jamais parfaite.

On s'étonnera, peut-être, de ne pas trouver dans ce Recueil cinq de mes Lettres que M. Haller a fait imprimer à la suite de fon Mémoire fynthétique fur la Senfibilité & l'Irritabilité ; elles renferment , il eft vrai , mes Expériences & Obfervations Anatomiques fur ces deux objets, & de plus fur la Convulfibilité ; mais je n'ai pas cru devoir les féparer de l'édition de ma Correfpondance avec ce grand homme , qui doit paraître inceffamment , pour fervir de fuite aux Mémoires Phyfiologiques que je préfente aujourd'hui.

A Auxerre , ce 9 Mars 1786.

MÉMOIRE

MÉMOIRE IER.

IDÉES GÉNÉRALES

DE LA SENSIBILITÉ, DE L'IRRITABILITÉ ET DE LA CONVULSIBILITÉ.

Présenté à l'Académie Royale des Sciences de Bordeaux.

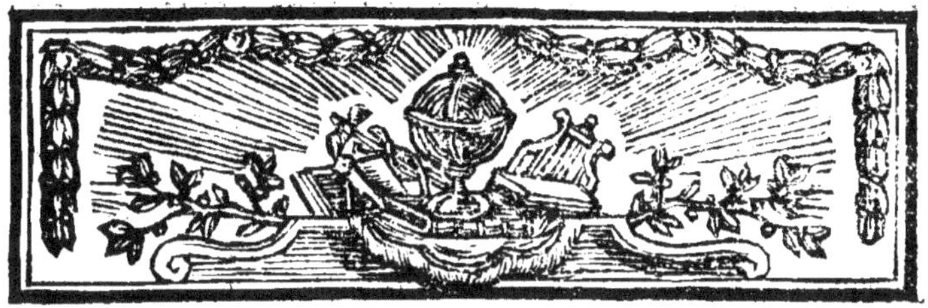

MÉMOIRE IER.

IDÉES GÉNÉRALES
DE LA SENSIBILITÉ, DE L'IRRITABILITÉ ET DE LA CONVULSIBILITÉ.

SECTION PREMIERE

SUR LA SENSIBILITÉ DANS L'HOMME ET LES ANIMAUX.

C'EST une vérité reconnue par tous les Physiciens, & que l'observation, sur laquelle elle est fondée, rend incontestable, que le corps animal est susceptible des impressions plus ou moins vives, que s'efforcent de faire sur lui les objets extérieurs ; les organes destinés à les recevoir & propres à en être affectés, sont les nerfs, dont les troncs répandent çà & là des fibres d'autant plus délicates & nombreuses,

A 2

qu'elles s'éloignent davantage de leur origine ; **par**
leur médiation, l'ame reçoit avec plaifir tout ce **qui**
peut entretenir & conferver l'admirable correfpondance qu'on voit régner dans l'homme entr'elle &
la machine qui lui eft affujettie ; elle fait auffi fes
efforts pour rejetter & éloigner ce qui tend à la détruire ou l'altérer ; c'eft donc avec raifon qu'on a
regardé de tous tems ces parties comme les gar-
diennes fidelles de l'économie animale.

Mais comment pourraient-elles exécuter cette
fonction, fi elles ne jouiffaient d'une puiffance qui
les en rendiffe capables ; car, par elles-mêmes,
reffemblantes à la matière généralement prife, elles
n'auraient d'action que celle qui leur ferait commu-
niquée par le mouvement : j'appelle cette puiffance,
dont le Très-Haut les a revêtues, *Senfibilité*, que je
définis conformément à mes principes, *une faculté
dans les nerfs de tranfmettre à l'ame les impreffions
que le corps reçoit par le contact médiat ou immédiat
des objets environnans.* Cette propriété produit dans
l'ame deux principaux effets, le fentiment & la fenfation ; par le premier, elle apperçoit diftinctement
de quelle façon la machine eft affectée : par le fecond,
elle manifefte au dehors le plaifir ou la douleur que
les impreffions extérieures ont fait naître ; de-là, je
conclus que dans l'homme, compofé de deux fubftances, l'une fpirituelle & l'autre corporelle, la fenfation
indique la nature du fentiment & le dégré de fenfibilité.

A l'égard des animaux, je ne fais fi je dois leur
appliquer le même raifonnement ; leurs actions font
fi bien combinées qu'on a bien de la peine à ne point
foupçonner en eux une intelligence qui les gouverne ;
les différentes paffions dont ils font agités, & qui les
font déterminer à une chofe plutôt qu'à une autre,
décèlent plus la réflexion qu'une routine aveugle ; le
foin particulier qu'ils prennent de leur confervation,
la réfiftance vigoureufe qu'ils oppofent à tout ce qui
leur eft nuifible, la reconnoiffance qu'ils témoignent
envers ceux qui leur font du bien, le chagrin & la
colère qu'ils font paraître contre ceux qui les moleftent,
les talens admirables qui les partagent, tout enfin démontre en eux la préfence des opérations de l'efprit &
l'exiftence d'une fubftance fimple, indivifible, diftin-
guée d'un être corporel, telle que l'ame que le célèbre
Defcartes & fes fectateurs leur refufent opiniâtrément,
les faifant paffer pour de fimples machines que divers
refforts font jouer en mille manières ; c'eft pourquoi
je ferais fort porté à penfer que les animaux ont de
même que l'homme des fenfations de plaifir & de
douleur, effets d'un fentiment doux & défagréable,
occafionnées par la fenfibilité plus ou moins vive,
relative au contact d'un corps étranger fur les nerfs &
les parties nerveufes ; mais ma raifon toujours fou-
mife aux fentimens que la religion m'infpire, abandonne fans regret cette opinion philofophique, pour
croire que le Tout-Puiffant, fans avoir joint une ame

A 3

à leur corps, leur a accordé les moyens nécessaires pour conserver leur individu, & concourir aux besoins & aux plaisirs de l'homme, en faveur duquel ils ont été créés : maintenant que nos Physiciens subtils & nos Métaphysiciens profonds murmurent & se disputent entr'eux sur la présence d'une ame dans les brutes, peu m'importe; leur génie, si pénétrant qu'on le suppose, trouvera à chaque pas des écueils dans cette matière si délicate, & des bornes bien humiliantes à leur orgueil, il ne viendra jamais à bout de résoudre un problême si difficile; au moins le Philosophe religieux fera retourner à la gloire de Dieu ce prodige inaccessible à l'entendement humain; il contemplera avec respect & en silence ses ouvrages, & forcera l'impie d'y reconnoître le vengeur des crimes, que son cœur passionné & réprouvé voudrait nier ou se dissimuler, *dixit insipiens in corde suo, non est Deus.*

Si je n'admets pas dans les animaux l'idée de sensation, par rapport à mon incertitude sur l'existence de leur ame, l'observation constante tirée de l'expérience journalière, me démontre & m'engage à assurer qu'ils sont sensibles aux impressions faites sur leurs corps : que je carresse un chien, un chat, un singe, &c., ces animaux useront envers moi de représailles, & me feront remarquer, par des signes évidens, que je leur procure beaucoup de plaisir : que je les étende au contraire sur une table anatomique

& les lie pour travailler à irriter ou détruire quelques-
unes de leurs parties nerveufes, ils commenceront à
fe plaindre ; fi j'opère fur quelques points de leurs
parties fenfibles, par exemple fur la peau, auffi-tôt
la nature fe révolte, elle excite en eux des mouvemens
extraordinaires ; ils me regardent avec des yeux d'in-
dignation ; objet de leur fureur, j'en ferais la victime,
ou m'en garantirais difficilement, s'ils étaient en
liberté.

Voilà l'idée la plus naturelle & la plus jufte que je
puiffe donner de la fenfibilité dans l'homme & les
animaux ; j'ai déjà infinué que les nerfs, fiége du
plaifir & de la douleur, en étaient les organes ;
j'ajoute qu'elle eft plus ou moins grande, refpecti-
vement à leur nombre & leur délicateffe.

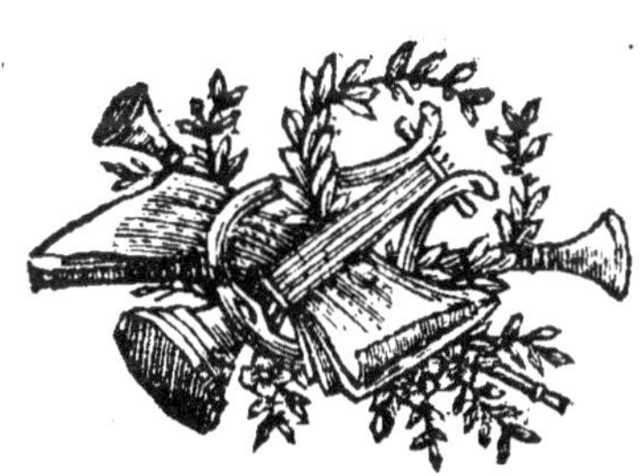

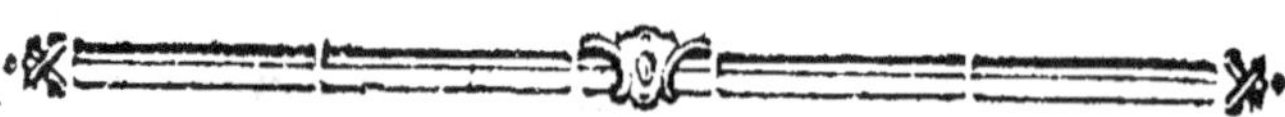

SECTION SECONDE

Sur l'Irritabilité.

IL réside dans certaines parties de notre machine une puissance indépendante des caprices de la volonté, peu connue avant M. Haller, qui, depuis plusieurs années, a fixé l'attention des Savans sous le titre d'*Irritabilité*; j'en établirai la nature par les observations suivantes, afin d'en mieux développer les effets.

Premiere Observation.

J'AI examiné le mouvement du cœur, je l'ai vu se gonfler lorsque la pointe s'approchait de sa base, & se rétrécir en allongeant ses fibres dans son éloignement, ce qui arrivait alternativement en tems différens; il en était de même des artères sanguines, voisines du cœur.

I I. Observation.

DANS les muscles, leurs extrêmités s'approchant l'une de l'autre comme dans le cœur, augmentaient leur volume qu'elles diminuaient dans le mouvement opposé, de sorte que la fibre gagne en grosseur ce qu'elle perd en longueur, & *vice versâ*.

I I I. *Observation.*

Les oreillettes fe contractent & fe dilatent alternativement comme le cœur & les artères, dans le même
inftant que ceux-ci, & en raifon contraire du mouvement du cœur, dans l'état naturel & après la mort.

I V. *Observation.*

Le cœur, les artères, les oreillettes, les mufcles,
les inteftins, la veffie &c. continuent à fe contracter
après la mort de l'animal, fans être irrités par un
corrofif ou un inftrument, même féparés du corps &
coupés en plufieurs morceaux.

V. *Observation.*

J'ai vu l'œfophage rendre les alimens par un mouvement vermiculaire rétrograde, après avoir comprimé légèrement le ventricule qui en était farci.

V I. *Observation.*

Je n'ai apperçu la contraction de l'eftomac du
pilore vers l'orifice fupérieur, qu'après avoir vuidé ce
vifcère des matières qu'il contenait.

V I I. *Observation.*

La veffie, pourvu qu'elle ne foit pas remplie de
fa liqueur, fe meut fenfiblement; fi on la vuide

entiérement, on voit se rétrécir ses fibres tant cir-
culaires que longitudinales ; elle prend la forme d'un
peloton, ce que j'assure aussi de la matrice.

V I I I. *Observation.*

LA vésicule du fiel se contracte aussi du fond vers
l'orifice, quand elle n'est pas détachée du foie auquel
elle est unie ; si elle en est séparée, ses deux extrémités tendent l'une vers l'autre.

I X. *Observation.*

SI une capacité quelconque est remplie d'un fluide
stagnant ou congelé, la partie dans laquelle il coule a
beau être irritée, on n'y remarque aucun mouvement.

X. *Observation.*

UNE partie qui n'est pas muscle, mais musculeuse, dont le tissu est serré, ne jouit pour l'ordinaire que du mouvement de contraction.

X I. *Observation.*

LES contractions durent d'autant plus de tems
que les fibres musculaires sont en plus grand nombre ;
leur vîtesse est en raison de leur délicatesse.

X I I. *Observation.*

ELLES sont plus ou moins considérables, selon les

différentes parties, l'espèce, l'âge & la constitution de l'animal.

X I I I. *Observation.*

Si-tôt que le cœur est rempli de sang qui ne circule pas, tout mouvement cesse ; on le fait renaître en vuidant ses capacités ou ventricules ; la même chose arrive aux oreillettes.

X I V. *Observation.*

Les contractions musculaires cessées sont réveillées par l'irritation méchanique ou chymique.

X V. *Observation.*

Le mouvement d'irritabilité n'appartient qu'à la fibre musculaire : je l'ai annoncé, il y a long-tems, dans mes Lettres à M. Haller, parce que j'ai observé constamment que les parties insensibles ne se contractaient point, non plus que les sensibles privées de fibres musculaires.

X V I. *Observation.*

Lorsque le froid a figé le suc graisseux qui enduit un muscle ou une partie musculeuse, tout mouvement cesse.

X V I I. *Observation.*

La portion qui conserve de la chaleur peut encore se mouvoir en raison de ce qui lui en reste.

De ces Obſervations on peut tirer les Corollaires
ſuivans.

PREMIER COROLLAIRE.

Le mouvement d'irritabilité ne dépend ni du mi-
niſtère des nerfs, ni du ſang, par les 4, 13, 14,
.15ᵉ Obſervations.

II. COROLLAIRE.

Les impreſſions de l'air extérieur s'oppoſent à ſa
durée par la 16ᵉ.

III. COROLLAIRE.

Par les 16 & 17ᵉ, j'ai lieu de conjecturer que
le ſtimulus particulier que MM. Haller, de Gorter,
Winter, Kaau-Boërrhaave & Whytt, ont admis,
ſans le connaître, comme cauſe phyſique de l'irritabilité, n'eſt autre choſe qu'un mouvement inteſtin,
principe de la chaleur, qu'on remarque dans les parties irritables.

IV. COROLLAIRE.

L'irritabilité eſt une puiſſance indépendante
de la volonté par les Obſervations 1, 3, 4, 5, 6,
7ᵉ &c. annexée à la fibre muſculaire ſeule, par la
15ᵉ, qui produit en elle-même, après la mort,
un mouvement ſpontané par la 4ᵉ, plus ou moins

durable & prompt par les 11 & 12ᵉ, capable d'en éloigner & rapprocher alternativement les extrêmités ; diverſement combiné dans telle ou telle partie, ſuivant la direction de ſes fibres muſculeuſes, de façon qu'il ſera tantôt vermiculaire dans les inteſtins, tantôt alternatif de dilatation & de contraction dans le cœur & les artères, tantôt d'allongement & d'approximation, ou de rétréciſſement par les huit premières Obſervations ; mouvement qui éteint, reçoit une nouvelle vie dans l'irritation méchanique & chymique par la 14ᵉ, dont la cauſe n'eſt ni le ſang, ni les nerfs par le premier Corollaire ; mais un aiguillon caché dans la fibre muſculaire & les muſcles, que je ſoupçonne être le mouvement inteſtin, par le 3ᵉ Corollaire qui, étant détruit, enchaîne la force contractive, comme on peut s'en convaincre par les 16 & 17ᵉ Obſervations.

Maintenant que nous nous ſommes expliqués ſuffiſamment ſur la nature de l'Irritabilité, les mêmes obſervations qui nous ont ſervi à la découvrir, nous font aſſez concevoir la différence de ſon mouvement d'avec celui qu'on nomme communément animal, auquel il ne reſſemble que parce qu'il appartient, comme lui, à la fibre muſculaire, & qu'il peut auſſi l'allonger & la rétrécir ; car, comme nous l'avons vu, le mouvement d'irritabilité eſt involontaire, n'eſt point produit phyſiquement, mais ſeulement excité par le cours du ſang & l'énergie des nerfs, & a lieu

après la mort; caractères opposés à ceux du mouvement animal, comme on peut s'en convaincre par
les Ofervations fuivantes.

Première Obfervation.

Si je veux élever mon bras, l'abaiffer, le tourner
en rond, remuer mes pieds, faire jouer mes jambes
felon diverfes déterminations, faire agir ma tête prefqu'en tout fens, augmenter ou diminuer ma refpiration &c., je commande aux mufcles qui ont leurs
attaches à ces parties de mon corps d'exécuter toutes
ces opérations; je fuis obéi à l'inftant, à l'aide de ce
mouvement que j'ai appelé animal.

II. Obfervation.

La même chofe arrive quand je n'y penfe pas;
comme dans le tems de la promenade, d'un exercice
continué, mon efprit, fouvent diftrait par la conver-
fation, ou appliqué à une matière férieufe, ne s'oc-
cupe point à conduire fa machine.

III. Obfervation.

S'il s'entr'ouvre fous mes pas un précipice, je
me porte malgré moi du côté où il ne paraît y avoir
aucun danger.

IV. Obfervation.

Si je lie une artère ou un tronc de nerf, les mufcles

auxquels ils répondent font privés du mouvement volontaire.

V. Observation.

Sɪ j'examine ces mufcles dans cet état de paralyfie, ils palpiteront encore & leurs extrêmités fe rapprocheront.

V I. Obfervation.

Sɪ j'enlève la ligature des nerfs & de l'artère, la vigueur eft rendue aux mufcles qui jouiffent alors de tous leurs droits.

COROLLAIRES.

Jᴇ conclus des trois premières Obfervations que ce mouvement eft affujetti à la volonté, fans en dépendre comme caufe phyfique, & par les dernières, il eft conftant & démontré qu'il n'exifte pas après la mort, & qu'il ne pourrait avoir lieu fans le miniftère du fang & des nerfs : ce qu'il fallait prouver.

Le mouvement d'élafticiré eft auffi l'apanage de la fibre mufculaire, mais commun à prefque toutes les fibres du corps : c'eft par fon moyen qu'elles acquièrent de la foupleffe & de l'agilité, & que, lorfqu'elles ont été diftendues ou comprimées, elles fe rétabliffent dans leur premier état avec les mêmes degrés employés à la diftention ou compreffion ; il paraîtra évident à tous ceux qui examineront les chofes avec équité, que fi le mouvement inteftin diftend la fibre, fon

élasticité la remet & rapproche ses deux extrêmités
l'une de l'autre; ainsi, l'on peut regarder l'élasticité
comme une cause physique de l'irritabilité qui en
differe essentiellement, 1°. parce que son mouvement n'est permanent que quelques tems après la mort
de l'animal, au lieu que l'élastique réside toujours
dans la fibre jusqu'à son entière dissolution; 2°. parce
qu'il se manifeste en quelque tems que ce soit, jusqu'à
ce que des causes ennemies le brident & l'éteignent,
tandis que l'autre ne donnerait aucun signe de sa présence, si les fibres ou les corps élastiques n'étaient
distendus ou comprimés; 3°. parce que l'un n'est
propre qu'à la fibre musculaire : l'autre l'est non-
seulement à cette espèce de fibre, mais à toutes les
autres qui ont de la flexibilité & à la plupart des corps
inanimés; 4°. enfin, parce que le mouvement d'irritabilité contracte la fibre musculaire, pour ensuite
être distendue, ce qui est le contraire de celui de
l'élasticité.

Si nous connaissons les caractères différentiels de
l'irritabilité, de manière à ne pas confondre son
mouvement avec les autres, considérons-en les effets
principaux : ils sont merveilleux ; on s'en convaincra
par la courte exposition que j'en vais faire.

Il est un fait appuyé sur l'observation & avoué par
tous les Médecins, que le corps animal n'est en état
d'exercer ses différentes fonctions que par l'action
                              réciproque

réciproque des folides & des fluides les uns fur les autres.

Ce principe devient évident, fi l'on fe donne la peine d'examiner le jeu du cœur & des artères; on les voit fe contracter, ou augmenter de volume, pour agir fur les liqueurs, les preffer, les obliger de fuivre une route déterminée, les envoyer à l'endroit de leur deftination, après les avoir féparées les unes des autres, pour être perfectionnées dans des organes particuliers; on les voit auffi diftendues par ces mêmes liqueurs, avec des degrés de force proportionnés à la preffion qu'elles ont foufferte : en conféquence, je conçois facilement que les folides & les liquides font dans notre machine, tantôt actifs, tantôt paffifs, alternativement, & qu'il règne dans les folides deux mouvemens diamétralement oppofés, l'un de dilatation par le cours des liqueurs, l'autre de contraction, par la réfiftance que ces folides oppofent, en égale proportion, à l'action des fluides : je les comprends tous deux fous le terme d'*équilibration*, parce que je les crois deftinés à conferver & entretenir un équilibre, auffi parfait qu'il le peut être, pour la vie & la fanté de l'animal qui en dépendent.

Or, fi l'on réfléchit bien fur ce que nous avons dit avoir obfervé touchant la nature de l'irritabilité, on fera perfuadé qu'elle produit l'action des folides & des fluides, qui n'eft autre chofe que l'approche &

Tom. I. B

l'éloignement alternatif des extrêmités de la fibre ; pour permettre aux liquides leur entrée & leur sortie par les voies que la nature leur a deftinées, c'eft-à-dire, par des canaux flexibles dont ils doivent diftendre les parois, en raifon du retardement & de la compreffion qu'ils fupportent dans les contractions du cœur & des artères.

Fondés fur la connaiffance de l'action réciproque des folides & des fluides, les anciens penfaient que le fang était porté alternativement par les veines & les artères vers leurs extrêmités & vers leur origine, que le fang veineux était confacré à la nourriture des parties fur lefquelles il s'arrêtait ; ainfi, comme l'on voit, le cours du fang fe faifait, felon eux, par le flux & reflux des liqueurs, femblable à **celui de la mer**, & l'accroiffement du corps par leur féjour dans les parties qui le compofent. Cette doctrine dont on ne s'était point écarté pendant plufieurs fiècles, ferait peut-être fuivie, fi l'immortel Harvée n'en avait démontré la fauffeté & ne l'avait renverfée par fes expériences invincibles & multipliées, car elles établiffaient l'anaftomofe des artères avec les veines, & prouvaient inconteftablement un mouvement particulier, par lequel le fang avec les humeurs pouffé par le cœur dans les artères vers leurs extrêmités, était enfuite voituré par les veines pour être rendu au vifcère d'où il partait.

La découverte de ce mouvement circulaire,

glorieufe à notre illuftre auteur, ne fut reçue & adoptée qu'après bien des conteftations , pendant lefquelles on le traitait d'extravagant & de vifionnaire, tant il eft vrai qu'il eft bien difficile d'étouffer la voix du préjugé quand il eft une fois accrédité par d'habiles maîtres ; elle devint enfin l'époque de la féparation de l'ancienne Médecine d'avec la nouvelle, par les changemens confidérables qu'elle y apporta dans la fuite.

Il eft donc hors de doute que la circulation eft un effet de l'action des folides & par conféquent du mouvement de l'irritabilité ; car je ne conçois pas d'autre moteur dans le cœur & les vaiffeaux artériels que la fibre mufculaire qui, dans le fiftole, fe courbe au dépens de fa longueur , & qui, dans le diaftole, s'allonge en raifon de fon raccourciffement ; fi l'on connaît d'autre fibre que celle - ci, qui foit en état d'exercer les fonctions ci - deffus mentionnées, on me fera bien plaifir de me l'indiquer.

Il eft bon de remarquer que les fluides n'ont d'action que celle qui eft occafionnée par les folides qui, dans leur contraction, en chaffent une partie , tandis que l'autre eft comme retenue pour acquérir plus de force & dilater davantage les canaux dans lefquels ils doivent circuler.

S'il eft démontré que la circulation a pour caufe le mouvement d'irritabilité, je n'en admettrai point d'autre pour l'œuvre des fecrétions ; car j'ai dit plus haut que le cœur & les artères envoyaient les humeurs à l'endroit de leur deftination : ainfi, mettant à part tous les fyftèmes inventés jufqu'à préfent pour expliquer leur méchanifme, je croirai que par le moyen de notre mouvement d'irritabilité, il fe féparera de la maffe du fang par des tuyaux collatéraux & plus déliés, diverfes humeurs mélées enfemble, dont les particules de différente nature s'arrêteront dans les petits réfervoirs où elles trouveront des humeurs qui leur feront analogues : elles s'uniront avec elles plus volontiers qu'avec d'autres, comme il arrive à l'égard des fubftances chymiques qui, felon l'ingénieux Geoffroy, s'attachent toujours à celles avec qui elles ont plus d'affinité ; je penfe que ce fentiment eft d'autant plus raifonnable, qu'il femble être appuyé davantage fur l'expérience & l'obfervation. Je me fouviens avoir ouï dire qu'on lia un jour l'artère émulgente d'un animal : peu de tems après, il vomit une matière qui fentait l'urine ; ce qui prouve que les principes de cette humeur font mêlés avec le fang, & que les reins ne font tout au plus que des paffages propres à recevoir l'urine, que l'on regarde avec raifon comme la leffive du fang : on voit tous les jours dans le fang que l'on fait tirer aux perfonnes faines le mélange de liqueurs différentes, comme la bile, la lymphe &c. qui étant plus légères que la partie rouge, fe font jour à travers le coagulum & y furnagent avec tous les caractères qui les diftinguent ; on imaginera donc aifément que lorfqu'une particule bilieufe ou lymphatique en rencontrera une autre de même nature, elle s'alliera & fe familiarifera plutôt avec elle qu'avec une étrangère.

Ainfi, fe feront par analogie les fecrétions des diverfes humeurs du corps, dont l'exécution ferait impoffible fans l'irritabilité ; lorfque les liqueurs fe féparent en jufte proportion, toutes les fonctions du corps fe font fans gêne, parce qu'elles concourent de concert à conferver la machine par l'équilibre avec les folides, que les uns & les autres entretiennent ; mais fi une d'entr'elles prédomine elle furchargera la maffe du fang, s'en féparera en trop grande quantité, engorgera les couloirs fecrétoires ; pour lors, les folides dilatés oppoferont une réfiftance pour tâcher de re-pouffer leur ennemi ; les contractions feront plus fré-quentes, le fuperflux de l'humeur fera éloigné ou rejeté au-dehors : de-là, naîtront ou des métaftafes, ou des excrétions par les voies fenfibles ou infenfibles qui doivent être rapportées à l'irritabilité, comme à leur principe, puifque c'eft elle feule qui rend les contractions de la fibre mufculaire plus fortes & plus nombreufes.

Les effets de l'irritabilité ne fe bornent point feule-ment à déterminer le cours du fang & des humeurs : elle influe auffi comme caufe fur le mouvement animal ou mufculaire ; les phénomènes qui lui font particuliers, & qui font la bafe des obfervations dont nous avons rendu compte, prouvent cette vérité d'une manière fatisfaifante.

L'irritabilité donne encore la force aux nerfs par l'abondante fecrétion du fluide nerveux dont ils font imprégnés & qu'elle feule procure ; ainfi, il eft comme affuré que l'irritabilité eft une puiffance primitive qui donne naiffance à tous les mouvemens de notre machine hydraulique, par lefquels elle eft animée, vivifiée & mife en état d'exercer une multitude de fonctions qui toutes établiffent la grandeur de l'ouvrage & la toute-puiffance du Createur.

Ce que nous venons d'annoncer fur la nature & les effets de la Senfibilité & de l'Irritabilité fait affez voir la diftinction que l'on doit admettre entre l'une & l'autre ; ces deux propriétés ne doivent point être confondues enfemble, quoiqu'elles fe trouvent le plus fouvent réunies dans une même partie, attendu que la vertu irritable eft effentielle, & n'appartient qu'aux mufcles & aux corps mufculeux qui tous font fenfibles : nos expériences & obfervations donneront une idée plus étendue de cette affertion, & fourniront des armes victorieufes contre ceux qui fe font imaginés que l'Irritabilité était un degré de Senfibilité, & qu'elle dépendait des nerfs, qu'on a foutenu être la caufe de fon mouvement.

SECTION TROISIEME.

Sur la Convulsibilité.

Une troisième propriété de la fibre musculaire, qui n'existe pas dans l'état de santé parfaite, qu'on ne remarque au contraire que dans des cas de grandes indispositions, ou de maladies graves, est celle que j'appelle *Convulsibilité*; elle joue le plus grand rôle dans beaucoup de maladies aiguës, périodiques & continues, de même que dans les chroniques de mauvais caractère, sur-tout dans celles qui doivent se terminer par la mort du sujet sur lequel elle exerce son empire ; elle paraît tenir de la sensibilité & de l'irritabilité : elle n'est cependant ni l'une ni l'autre, quoiqu'elle se développe promptement quand un nerf est attaqué dans son origine, dans ses productions principales qui se répandent dans les muscles & les parties musculeuses, ou bien lorsque ces derniers corps sont violemment irrités, profondément piqués, incisés, tranchés ; ou bien encore lorsqu'ils sont dénués des sucs destinés à leur entretien & à leur conservation ; dans ces circonstances tout-à-fait défavorables, l'on conçoit que les fibres musculaires, loin d'être muës paisiblement & à ce degré de ne point troubler les fonctions de l'économie animale, se trouvent dans une situation violente : le fyftême nerveux en eft ébranlé, au point de rompre l'équilibre établi pour la confervation de tout être animé, c'eft-à-dire, de menacer la partie fur laquelle la convulfion fe manifefte d'un changement contraire à fes exercices ordinaires, & d'entraîner la deftruction totale de la machine, fi de partielle elle devenait générale.

Qu'arrive-t-il donc dans l'inftant où la convulfibilité fe déclare ? la fibre mufculaire fe refferre & s'étend alternativement, mais avec irrégularité & d'une manière fpontanée, ou bien elle refte dans un état de refferrement ou d'extenfion dont elle ne fort que très-difficilement ; dans la première fuppofition, nous difons que le corps, ou la partie malade, eft agité par des mouvemens convulfifs ; dans la feconde, c'eft une immobilité opiniâtre dans la fibre à laquelle on a donné le nom de convulfion : voilà donc deux fituations véritablement maladives que préfente la convulfibilité, un mouvement alternatif dans la fibre motrice, une léfion du nerf, foit par engorgement, foit par compreffion, foit enfin par irritation & un défaut d'action provenant d'une trop grande tenfion ou d'une trop forte contraction.

Si le pouvoir de produire des mouvemens convulfifs & des convulfions eft mis en action par le nerf, fi le fiége de ces deux fymptomes de maladie eft inconteftablement dans la fibre mufculaire, nous devons regarder le changement contre nature arrivé dans l'organe du fentiment comme une des caufes immédiates ou procatartiques de la convulfibilité, foit qu'il foit occafionné par la léfion de la membrane médullaire qui enveloppe le nerf, foit par celle des fibres qui la forment, foit par le fluide fubtil qui roule dans l'intérieur de fa fubftance; mais il eft de toute évidence que la moëlle qui le lubréfie n'en eft pas la caufe, puifque le cerveau qui eft *moëlle* dans fon entier, n'eft pas fufceptible de fenfibilité; mes expériences ont fuffifamment démontré qu'il eft privé de fentiment jufqu'aux corps cannelés fitués à fa baze, dont l'irritation excite & le fentiment & le mouvement convulfif; on ferait très-mal fondé fi l'on penfait que la membrane, qui fert d'enveloppe au nerf, y eut quelque part; nous avons démontré que la dure & pie-mère n'étaient fenfibles que vers la baze de la boëte offeufe dans les endroits feulement où les nerfs pénétraient, pour fe répandre dans les organes de l'ouïe, de la vue, &c.; on ne ferait pas non plus mieux fondé à croire que la fibre nerveufe eft l'agent de ces grands phénomènes, puifqu'elle n'a pas reçu en partage l'irritabilité ni même la faculté de fe mouvoir, quand on la preffe ou qu'on la bleffe : fon lot eft la fenfibilité qui la rend miniftre principal de l'ame, en ce qu'elle l'avertit de tout ce qui fe paffe de contraire à la perpétuité de fon alliance avec notre corps : elle n'eft pas moins le miniftre de celui-ci & de la nature, qui font toujours prêts à participer aux différentes affections de l'ame, leur compagne & leur générale; nous sommes donc forcés d'accufer le fluide nerveux des défordres qu'entraînent après eux les mouvemens convulfifs & la convulfion, ce qui doit arriver quand ce liquide fe porte avec trop d'abondance dans le corps de la fibre mufculaire, qu'il y coule avec trop de précipitation, quand il y aborde en trop petite quantité, ou qu'il eft de mauvais caractère, d'où il réfulte que ce fuc nourricier, à qui nous devons notre exiftence & notre confervation, devient notre ennemi le plus cruel, & nous détruit lorfqu'on l'irrite & qu'on le force à jouer un rôle tout-à-fait oppofé à fa deftination primitive.

Nous avons la pleine confiance qu'on ne doutera pas de la vérité de ces affertions, pour peu qu'on réfléchiffe à l'action phyfique & méchanique des caufes internes & externes qui développent ces mouvemens contre nature, ainfi qu'aux réfultats uniformes des expériences qui conftatent que le fluide nerveux, *fivè per exceffum*, *fivè per defectum*, eft l'unique moteur qui les détermine.

Parcourons donc, mais d'un œil sûr, les différens événemens qui donnent lieu à la convulfibilité : nous ferons convaincus que les phénomènes qu'elle fait naître ne doivent leur origine qu'aux nerfs comme caufe occafionnelle, au fluide nerveux, comme caufe phyfique, & à la fibre mufculaire, comme fujet néceffaire, fans laquelle le mouvement convulfif & la convulfion n'exifteraient pas, foit qu'on les confidère l'un & l'autre comme partiels, foit qu'on les regarde comme des maîtres impérieux qui exercent leur tyrannie & leur fureur fur le général de la matière corporelle.

Premier Événement.

Si l'artère eft ouverte par une lancette, coupée par un inftrument tranchant, rompue par la violence de la circulation, par la plénitude de ce canal, ou bien encore rongée par des humeurs âcres & corrofives, le fang fe répand au-dehors, ou bien s'extravafe en-dedans; les vaiffeaux fe trouvant alors vuides, les mouvemens convulfifs s'emparent de l'animal, ils font fuivis de convulfions, d'abord partielles, enfuite générales; la mort furvient quelque tems après cette cataftrophe, à moins que des aftringens appliqués fur l'artère, ou agiffant fur elle, n'ayent affez d'énergie pour réunir les bords de la plaie, au point de ne plus permettre à ce fluide principal de s'échapper au-delà du vaiffeau; ces phénomènes font conftans.

Explication.

Notre machine ne fe conferve en activité que par le fang qui coule par les artères & les veines; c'eft lui qui foutient les folides, procure leur accroiffement, les nourrit par la lymphe qui fe fépare de fa maſſe, pour s'introduire dans des tuyaux particuliers; ſeuls deſtinés à ſon logement, & qui forme les ſolides dont notre corps eſt compoſé; je n'en excepte pas même les vaiſſeaux principaux, dont je viens de parler, qui étaient eux-mêmes lymphatiques, formés par un *gluten*, principe, avant d'avoir acquis la ſolidité, qui les met en état de jouer le grand rôle de premiers acteurs; ce point de doctrine eſt inconteſtable d'après l'obſervation que j'ai faite dans les cadavres de petits fœtus lapins; j'ai remarqué dans l'ouverture de leur crâne, facilement emporté, que les moëlles du cerveau étoient une lymphe glutineuſe, légèrement filamenteuſe vers la ſuperficie, ſans apparence d'enveloppe du cerveau qui, dans le ſujet nouvellement né, s'apperçoit diſtinctement : le foie & la rate ne nous ont parus autre choſe qu'une maſſe de ſang non coagulé, d'une conſiſtance de lie épaiſſe, qui ferait mêlée d'un peu de vin, entouré d'une légère membrane; les autres parties du bas-ventre étaient un gluten informe, qui aurait pris par la ſuite la figure & la conſiſtance des parties qu'on y trouve dans l'adulte; ce qui prouve que les parties charnues, parenchimateuſes, tendineuſes, membraneuſes, vaſculeuſes, &c. ne doivent leur formation qu'à la lymphe glutineuſe, premier principe dans l'hiſtoire de la génération, de la formation des ſolides & des liquides, tandis qu'elle ne devient que principe ſecondaire, quand le corps a un certain degré de conſiſtance,

puifqu'elle eft renfermée dans le fang, & qu'elle s'en
fépare pour exécuter les fonctions auxquelles l'Auteur
de la nature l'a deftinée, telles que l'œuvre de la digeftion, lorfque travaillée dans différens couloirs, elle
coule dans l'eftomac & les inteftins fous différentes
formes; ainfi, nous la voyons s'exprimant des glandes falivaires fe répandre fur la langue, le palais,
les gencives : c'eft un favon naturel propre à la diffolution des alimens, fans lequel la trituration & la
maftication fe feraient très-difficilement, & qui nétoye la langue & l'œfophage de toutes fes impuretés :
nous appelons cette humeur *falive*. Quand la lymphe
a féjourné dans les glandes du ventricule & qu'elle
fort du centre de ces petits organes pour les mêler
avec la falive, elle prend le nom de *fuc gaftrique*. Il
en eft de même de celle qui fe travaille, s'élabore
dans le pancréas & les glandes inteftinales qui nous
donne les *fucs pancréatique & inteftinal.* On peut
dire la même chofe de cette fameufe liqueur qui fe
travaille dans les deux hémifphères du cerveau : c'eft
la lymphe qui, dans cet organe principal, devient,
par l'élaboration la plus raffinée & la plus longue, ce
fuc qui a fixé l'attention de tant de favans perfon-
nages, & qu'on n'a pu connaître jufqu'à ce jour que
très-imparfaitement, à qui on a donné le nom de
fluide nerveux, parce qu'il eft renfermé dans des
canaux exceffivement déliés, dont on n'a point encore apperçu les ouvertures, je veux dire les nerfs,

corps d'une confiftance molaffe à l'extérieur, fermes & femblables à des cordes de violon dans leur partie la plus intérieure, organes du fentiment qui tranf-mettent d'une extrémité à l'autre cette liqueur fubtile, fource & principe de tous les mouvemens tant volon-taires qu'indépendans de l'empire de la volonté : nous ajoutons que la lymphe forme la graiffe établie pour lubréfier & conferver la foupleffe des mufcles & des membranes : elle produit le fuc médullaire du cerveau, répare les pertes que le corps éprouve tous les jours par l'infenfible tranfpiration & les fueurs faites au dé-pens de fa portion la plus tenue, auffi abondante qu'inutile & préjudiciable.

Or fi, par l'ouverture de l'artère & même de la veine, vous ne vous oppofez point à la perte du fang qui fort de fon foyer ordinaire pour fe répandre au-dehors, le cœur eft privé de l'agent qui entretient fes mouvemens de fiftole & de diaftole ; les nerfs ne reçoivent plus de lymphe pour les tenir en activité, conferver leur foupleffe ; ils font tellement à fec, que le fuc qui refte, eft impuiffant pour arrofer les mufcles & les parties mufculeufes : la nature alors pâtit, les parties charnues, réfiftant à leur anéantiffement, s'agitent irrégulièrement ; de-là les mouvemens convulfifs qui fe changent en convulfions & fe terminent par la mort, à moins que l'on n'ait, par des moyens efficaces & précipités, oppofé une réfiftance convenable à l'effort que le fang fait continuellement pour s'échapper. J'ai dis que *ces mouvemens convulſifs & les convulſions étaient d'abord partiels*, parce que les parties muſculeuſes ne ſont pas tout-à-coup épuiſées; les moins abreuvées le ſont les premières, & le cœur eſt le dernier viſcère qui ceſſe ſes mouvemens : *cor primum eſt vivens & ultimum moriens.*

Deuxième Événement.

Si je lie cette artère, les muſcles dans leſquels ſes branches ſe répandent, tombent dans l'inaction que nous appellons *paralyſie :* ſi ces muſcles ont des antagoniſtes, ceux-ci gagneront en mouvement ce que les autres auront perdu; cette action extraordinaire eſt appellée *mouvement convulſif.* Si j'enlève la ligature, le mouvement revient, la paralyſie ceſſe, ainſi que l'irrégularité dans l'action de la fibre.

Explication.

Nous voyons journellement des perſonnes devenir ſubitement paralytiques, ſoit par l'abondance d'un ſang trop épais, ſoit par celle de la lymphe, ſoit par le caractère du ſang & des humeurs, quoique la circulation du ſang paraiſſe au tact fort bien établie dans les membres privés de ſentiment : ſi cette maladie eſt partielle, comme dans l'hémiplégie, l'on obſerve d'un côté une immobilité ou une diminution conſidérable dans le mouvement des muſcles

qui mettent en action les mâchoires, les bras, les
jambes, tandis que d'un autre côté l'on remarquera,
foit en parlant, foit en marchant, foit en mangeant,
foit enfin en voulant ramaffer un mouchoir, ou quelque chofe qu'on aura laiffé tomber, un mouvement
irrégulier qu'on appelle convulfif, une roideur & une
tenfion dans certaines parties qui eft la vraie convulfion ; en forte que ces deux fymptomes fe trouvent
fouvent réunis ; pour lors, nous accuferons la léfion
des nerfs de ces effets dangereux, avant-coureurs d'une
mort plus ou moins éloignée : mais ce qu'opère le
nerf, l'abondance du fang, fon épaiffement, fa diffolution, la lymphe trop épaiffe, trop abondante, trop
âcre, l'opèrent auffi & quelquefois avec autant de
promptitude que la ligature de l'artère : dans ces circonftances, plufieurs moyens fe préfentent pour fe-
courir les malades relativement aux indications : les
faignées plus ou moins copieufes, plus ou moins
fouvent répétées, les rafraîchiffemens, les vomitifs
conviennent, fi la paralyfie vient du fang, tant pour
rétablir l'ordre de la circulation, que pour rendre aux
folides leur ton ; au lieu que fi la lymphe joue le
rôle principal, les vomitifs, les purgatifs, les toni-
ques, long-tems continués, font, d'après l'expérience
& la raifon, les vrais fpécifiques, tandis que nous
employons avec le plus grand fuccès les cordiaux les
plus vifs, les diaphorétiques, les frictions rudes, les
fumigations féches, les fuftigations avec des fagots

d'ortie

d'ortie grièche, & encore les vomitifs, ſi la paralyſie eſt produite par le vice des nerfs, comme cauſe procatartique.

Mais, quelque ſoit la différence que l'on remarque dans les cauſes de ces maladies, on doit être convaincu que le nerf eſt eſſentiellement bleſſé, que le cours du fluide nerveux eſt interrompu dans les branches de ſa correſpondance avec les muſcles paralyſés qu'il arroſe : on ne peut en conſéquence eſpérer de guériſon radi-cale, qu'en rétabliſſant le ton des nerfs, favoriſant la liberté des paſſages à cet eſprit vital, qui met tout en action, que les anciens appelaient *eſprits animaux*, dont le Docteur Hill, par une ſuite de ſes bonnes fortunes microſcopiques, prétend avoir apperçu le cours dans les tuyaux nerveux, eſprit ſans lequel on verrait ceſſer le mouvement du cœur & la circulation du ſang.

T R O I S I È M E   É V É N E M E N T.

Lorsqu'on lie les nerfs diaphragmatiques aſſez fortement, le diaphragme auquel ils aboutiſſent perd ſon mouvement ; M. Senac aſſure dans ſes Eſſais de Phyſique ſur l'Anatomie d'Heiſter, que ſi l'on preſſe ces cordons entre les doigts, depuis la ligature juſques vers le diaphragme, le mouvement revient ; quand on les a preſſés quelques tems, l'action ceſſe : mais ſi l'on enlève la ligature & qu'on les lie quelques momens après, l'action recommence par le moyen

Tom. I.   C

de la preſſion entre les doigts , ce qui prouve, dit M. Senac , l'exiſtence d'un fluide nerveux.

EXPLICATION.

Le nerf diaphragmatique ſe répand dans tout le diaphragme ; c'eſt un corps principal, bien capable de fixer notre attention : quand on le choiſit pour ſujet de l'expérience, le ſort des autres nerfs eſt le ſien , ſa ligature paralyſe les muſcles dans leſquels il ſe répand , ſur-tout le diaphragme ; par conſéquent, cette opération interrompt le cours du fluide que ſa cavité contient ; s'il n'en roulait point , il n'arriverait aucun changement défavorable dans cette fameuſe cloiſon de la poitrine; on ne rétablirait pas ſon action , ni par le moyen de la preſſion entre les doigts , ni par l'enlèvement de la ligature ; la première expérience fait aller un peu de ſuc vers le muſcle , l'excite & le ranime ; la ſeconde remet les choſes dans le premier état & permet au fluide un libre cours depuis ſon origine juſqu'au diaphragme , où il aboutit ; mais ces phénomènes n'ont pas lieu , ſans faire naître des mou-vemens irréguliers que nous avons appelés *convulſifs* , ou bien cette immobilité parfaite à qui l'on a donné le nom de *paralyſie*.

Ce que nous avons démontré, l'expérience, l'hiſ-toire des maladies le confirment ; dans les inflamma-tions du ventricule & du diaphragme , nous voyons naître des mouvemens convulsifs, que l'on connaît sous les dénominations de hocquets souvent mortels, qui ne sont autre chose que l'effet de l'irritation du viscère & du muscle mentionnés, dont les actions se correspondent, tant dans l'état naturel que dans l'état contre nature ; or, ces mouvemens n'existeraient point si le nerf dipharagmatique n'était continuellement fatigué par des humeurs âcres, soit dans son tronc, soit dans ses productions.

QUATRIÈME ÉVÉNEMENT.

QUAND un muscle tombe en paralysie, par quelque cause que ce soit, son antagoniste est agité de mouvemens convulsifs, ou bien entre en convulsion ; ces symptomes sont continuels ou périodiques : il en est de même des parties musculeuses, dont une portion est antagoniste de l'autre, telles que les corps creux, je veux dire l'estomac, les intestins, la vessie, la matrice, &c.

EXPLICATION.

L'EXERCICE de la Médecine nous offre journellement tant d'espèces de paralysie, que nous avons sous nos yeux une démonstration parfaite de la vérité que j'avance ; un homme est attaqué d'une hémiplégie, un côté du corps est dans le relâchement, dans l'inaction, dans une insensibilité parfaite ; le bras élevé tombe par son propre poids, la jambe n'a plus la force de se traîner ou jouit d'un faible mouvement, lorsque cette paralysie est incomplette, tandis qu'elle en est totalement privée quand elle est complette; les parties du côté opposé sont en convulsion, ou manifestent des mouvemens convulsifs, partiels ou généraux : qu'arrive-t-il dans ces circonstances? il y a nécessairement interruption du cours du fluide nerveux dans les troncs principaux des nerfs, dont les branches se répandent dans les muscles qui couvrent le côté paralysé; cet ésprit animal arrêté est obligé de refluer vers le principe des nerfs, que l'on observe au côté opposé & sur la même ligne tirée transversalement; alors, il se fait un engorgement dans les tuyaux nerveux de la moitié du corps qui n'est point paralysé; de ce nouvel événement naît le mouvement convulsif & la convulsion dans les muscles du côté opposé à la paralysie, c'est-à-dire, qu'étant dans un état de sensibilité exquise, ils feront en même-tems excessivement contractés : c'est pourquoi, les membranes & les corps musculeux feront la moitié dans l'inertie, & l'autre moitié dans une activité & une sensibilité contraires aux loix de l'économie animale dans l'état de santé; il en ferait de même enfin, si la paralysie est tout-à-fait partielle, dans la supposition toutes-fois que les fibres musculaires qui en font affectées, ont leurs antagonistes; il est en conséquence de toute vérité que dans plusieurs hémiplégies, la moitié de l'eſtomac, des inteſtins, de la veſſie, de la matrice &c. ſont dans la même ſituation que les parties externes qui nous paraiſſent être ſpécialement le ſiége de cette funeſte maladie qui ſe termine chez pluſieurs au bout d'un an, tandis qu'elle dure pendant quelques années chez d'autres, à l'aide d'un régime exact & des remèdes les plus propres à la combattre avec ſuccès, ce qui prouve évidemment qu'il y a interruption du cours du fluide nerveux dans la partie malade, tandis que celle qui paraît jouir de tous ſes droits en eſt ſurchargée.

Cinquième Événement.

J'ai vu beaucoup de malades attaqués d'hémiplégies, conſerver la ſenſibilité & le ſentiment, tandis qu'ils avaient perdu dans la moitié du corps toute eſpèce de mouvement; ce phénomène, aſſez rare, paraît ne ſe pas accorder avec la cauſe que nous avons aſſignée, ou du moins, ferait penſer que le défaut de mouvement a une cauſe différente que la ſenſibilité; il eſt cependant vrai que l'un & l'autre reconnaiſſent une cauſe active & déterminante, homogène, c'eſt-à-dire, l'influence du fluide nerveux.

Explication.

J'ai été quelquefois appelé pour traiter des hémiplégiſtes; je ſoulevais leurs bras, leurs jambes: ces membres retombaient aussi-tôt; les malades que j'engageais à remuer le côté paralysé se servaient de la main & de la jambe saines pour remuer les parties malades : je les pinçais, afin de savoir s'il leur restait dans ces endroits de la sensibilité; leurs plaintes réitérées témoignaient assez que mes épreuves étaient non-seulement fatigantes, mais cruelles; il survenait des échimoses, & l'on ne manquait pas de me reprocher mon peu d'indulgence, à l'égard de personnes déjà accablées par leur malheureuse situation; il m'était facile de répondre à ce discours, parce que dans un paralytique, on ne peut trop souvent, trop rudement solliciter, agiter, molester, jusqu'à exciter de la douleur dans les parties qui sont devenues immobiles, & qu'on croit être parfaitement insensibles; mais d'où provenait cette exception à une règle aussi généralement suivie dans le cours des paralysies ? Il faut de toute nécessité que les nerfs qui se portent au tissu de la peau, qui y rampent, qui y entretiennent dans toute son étendue la sensibilité la plus exquise, reçoivent le fluide nerveux en assez grande abondance, pour ne nuire que très-peu au sentiment, dans le tems que ceux qui se répandent dans le corps des fibres musculeuses, sont non-seulement oblitérés, mais relâchés & affaissés; ou ce qui revient au même, il faut que les nerfs cutanés, conservant toujours leur ton, mettent à profit le fluide délié qui s'introduit dans leurs canaux, tandis que les autres font dans une atonie & une apathie parfaites ; je ne conçois pas qu'on puisse donner une explication plus satisfaisante d'un phénomène qui ne s'accorderait guères avec les loix de l'économie animale & l'inspection anatomique, si l'observation n'en démontrait la réalité ; ou bien, il conviendrait de faire voir indubitablement que les nerfs cutanés ont une autre origine que ceux qui abreuvent les muscles ; or, dans une hémiplégie, il est constant que la moitié du corps malade n'est dans cet état que quand l'origine des nerfs & la moëlle allongée sont en partie dans le plus grand relâchement, & du reste dans un état sain autant que les circonstances le permettent ; on serait donc porté à croire que la sensibilité n'est conservée du côté hémiplégiste que dans la supposition où dans l'ordre économique il se ferait introduit dans le tissu de la peau des productions nerveuses, qui n'auraient point participé au vice des troncs auxquels ils sont unis, comme l'on voit des branches d'artères & de veines, dans lesquelles le sang ne rencontre aucun obstacle à sa circulation, tandis que dans certaines autres il y a obstruction marquée ; car de même que le sang se répand dans toutes les parties du corps, par le ministère des artères qui le poussent vers les extrémités & des veines qui le rapportent, de même les nerfs transmettent le fluide nerveux de la moëlle allongée, de celle de l'épine, dans tous les endroits que le sang vivifie : eh ! qui peut assurer que dans la fuite on ne découvrira pas une circulation du fluide nerveux, comme on eſt venu à bout de prouver celle du ſang au milieu de mille contradictions ? On aurait alors l'interprétation la plus ſolide de la ſenſibilité de la peau dans un tems où la moitié du corps eſt privée de tout mouvement ; d'ailleurs, les nerfs ne ſont peut-être à l'égard des muſcles que les cauſes occaſionnelles du mouvement, comme je l'ai inſinué dans mes Lettres à M. Haller, tandis que leur fonction eſſentielle & primitive eſt d'être les organes du ſentiment.

SIXIÈME ÉVÉNEMENT.

LORSQU'UNE humeur âcre, ſcorbutique, dartreuſe, éréſipélateuſe, chancreuſe, ſe porte par métaſtaſe, de l'extérieur dans l'intérieur, ſi ce reflux la rejette ſur des parties muſculeuſes, ſur des troncs de nerfs principaux, & même ſur des muſcles, il naîtra des mouvemens convulſifs, des convulſions générales ou particulières, momentanées ou durables ; il peut même ſurvenir un tétanos complet ſuivi de la mort.

EXPLICATION.

LES mouvemens convulſifs & les convulſions ſont ſuſcités par des cauſes externes ou internes ; celles-ci ſont formées par l'épaiſſiſſement ou l'acrimonie des

fluides, la dilatation, la conſtriction & la mauvaiſe
conſtitution des ſolides ; les cauſes externes ſont quel-
quesfois une ſuite de la conſtruction irrégulière des
os, de leur fracas, de leur ébranlement & des maladies qui ſe déclarent dans toute l'étendue de la ſuperficie de la peau ; mais dans ce moment, je ne dois
faire attention qu'aux vices extérieurs qui donnent
lieu à des métaſtaſes le plus ſouvent funeſtes ; puiſque
le déſordre qui ſurvient dans le mouvement des fibres
muſculaires & la violente irritation des nerfs, me-
nacent la vie, de manière qu'on ne peut la conſerver
qu'en leur oppoſant les remèdes les mieux appropriés
& les plus énergiques, afin de rappeller le plus
promptement poſſible les humeurs dans les endroits
où elles s'étaient primitivement retirées, comme dans
un port ſalutaire ; c'eſt pourquoi, quand il s'eſt jeté
ſur la peau une ſéroſité âcre qui ronge ſon tiſſu, le
décompoſe & diſſout le ſang renfermé dans l'extrêmité des petits vaiſſeaux ; quand cette même liqueur
s'étend & produit les mêmes effets, en raiſon de la
longueur de ſa marche, qu'elle reſte opiniâtrément
nichée dans les glandes cutanées qui la recèlent,
ou bien lorſque cette même humeur, au lieu d'être
âcre & cauſtique, fait connaître qu'elle ne pèche que
par épaiſſiſſement ; il eſt du devoir d'un Médecin intelligent de tarir la ſource de ces liqueurs vicieuſes
par leur abondance, & d'en corriger le vice, ſoit
en domptant l'activité de leurs pointes âcres qui ne

cessent d'intéresser la peau, d'y former des maladies habituelles, soit en divisant l'espèce de gluten étranger qui se plaît dans les retraites qu'offre chaque point de la peau, qui devait seulement servir d'échapatoire à l'humeur de la transpiration insensible ; or, on parvient à opérer tous ces changemens, tant par les remèdes externes, que par les remèdes internes, qui ne rappellent pas trop brusquement les humeurs du centre à la circonférence, parce qu'en voulant aider trop tôt la nature, on la contraindrait à un travail trop violent, puisqu'elle ne s'était déterminé à porter ces liqueurs vers la peau, que pour les expulser tout-à-fait par cette voie & en débarrasser peu à peu les organes principaux ; que si elles ont causé ci-devant des maladies sur cette membrane commune, c'est parce qu'elles ont été nécessitées de séjourner dans les vaisseaux & les glandes cutanées : c'est que trouvant les passages trop étroits & mal disposés, elles ont rencontré des obstacles qu'elles n'ont pu surmonter, soit que leur action ait été trop grande, soit qu'elles fussent trop épaisses, soit enfin que les parois des glandes & des vaisseaux excréteurs ayent été trop lâches ou trop resserrés, par quelque cause que ce puisse être ; il est donc de la dernière évidence que tout agent extérieur qui rafraîchira trop la peau, forcera les vaisseaux inhalans à repomper un fluide vicieux, qui non-seulement occasionnera la pléthore générale ou particulière, qu'on désigne sous le terme d'engorgement, mais encore développera dans l'intérieur, c'est-à-dire, les organes principaux, les muscles & les membranes, les mêmes maladies qu'on remarquait sur l'enveloppe générale du corps ; & comme les nerfs se répandent dans ces parties qu'on ne peut trop ménager, les mouvemens convulsifs & les convulsions seront le résultat nécessaire des métastases, auxquelles des impérities donnent lieu toutes les fois que la prudence & l'expérience ne président point aux conseils des Médecins & des Chirurgiens ; cet article mérite la plus grande considération, parce que le désir d'être guéri le plutôt possible des affections de la peau, détermine les malades à suivre toutes sortes d'avis, qui n'étant pas toujours ceux des plus éclairés, deviennent l'organe d'un grand nombre de maladies que l'art ne peut pas toujours combattre avec le succès désiré, sur-tout, si par malheur c'est un tétanos : or, on ne peut rendre raison de la célérité de ces accidens, sans admettre une interruption du fluide nerveux dans ses canaux, je veux dire les nerfs qui, étant ordinairement pleins, sont facilement ébranlés par l'arrivée de fluides hétérogènes à la qualité de celui qu'ils contiennent.

SEPTIÈME ÉVÉNEMENT.

DANS le cours des fièvres putrides & malignes, idiopatiques & symptomatiques *à coagulo vel à disso-*

lutione , vermineufes , laiteufes avec inflammation locale ou générale , il furvient des mouvemens convulfifs dans le diaphragme, qui font fuivis de hocquets, de foupirs ; dans les mufcles & leurs tendons, ils fe manifeftent fpécialement en touchant le pouls du malade ; il en furvient auffi dans la veffie, la matrice, les inteftins, l'eftomac, ce qui empéche, interrompt, ou rend plus difficile le cours des urines, fufpend le flux menftruel, occafionne des coliques & des conftipations, excite le vomiffement, remplit de vents la capacité de l'abdomen qu'ils tendent & météorifent.

EXPLICATION.

Les fièvres putrides, malignes & ardentes ont, pour l'ordinaire, leur fiége dans les premiéres voies, altérées de longue main par un réfidu d'alimens mal digérés & de mauvaife qualité, des boiffons viciées & contraires par leur nature au tempérament de ceux qui font attaqués de ces fortes de maladies ; la mauvaife digeftion des meilleures fubftances devient pernicieufe, parce qu'elle annonce un eftomac trop faible ou trop irritable, pour l'excellente préparation des fucs deftinés à renouveller le fang , ou bien des levains digeftifs de caractère dépravé, qui communiquent aux nouveaux fucs, au chile, & par conféquent au fang, les vices qu'ils ont contractés ; or, dans ces deux fortes de circonftances, le chile fera trop épais, gluant, trop chargé de matières étrangères ; le sang qui s'en sépare, au lieu de se voir rafraîchi, réparé, de manière. à rétablir dans tous les lieux de sa domination les forces abattues, quelquefois épuisées, à entretenir l'embonpoint, fournir une bonne graisse, procurer des sucs d'excellente qualité pour l'exercice de toutes les fonctions, cette liqueur vivifiante devient, par l'introduction de ce nouvel hôte corrompu, un ami destructeur : il porte, à chaque pas qu'il fait, une atteinte, sinon mortelle, au moins très-préjudiciable à l'ordre si réligieusement observé dans l'état de santé ; il veut se débarrasser de particules venéneuses ou trop grossières qui altèrent l'union de ses principes constituans ; il invoque les secours de la nature, dont le premier soin est d'exciter des mouvemens plus forts qu'à l'ordinaire, d'en déterminer même de très-violents, capables de décharger son protégé de la lie qui trouble sa marche, la rallentit, fatigue ses vaisseaux, engorge & obstrue leurs extrêmités, c'est-à-dire, les tuyaux capillaires, d'où résultent les mouvemens de fermentation de flux & de reflux, que les Médecins ont de tout tems connus sous le terme de *fièvre :* la fermentation se manifeste par la chaleur précédée de frisson, par la vivacité & l'irrégularité du pouls, par le trouble & la mauvaise qualité des liqueurs, par l'espèce de transpiration sensible, grasse, limoneuse, ou âcre, réunie aux symptomes particuliers qui caractérisent la putride, mais qui prend le nom de *maligne*, quand, par le développement des principes du fang & des humeurs, elle fe montre avec des fymptomes homogènes à ceux qu'on remarque dans les fièvres malignes, tels que les mouvemens convulfifs, l'abforbement, la perte des forces opprimées, des taches pourpreufes répandues çà & là, ou devenues apparentes par l'application des emplâtres véficatoires effentiellement indiquées dans ces maladies, le délire fuivi de convulfions, féchereffe de bouche & de langue qui deviennent noires & comme rôties, fuppreffion de falive, dont il ne paraît que quelques filets auffi minces, auffi déliés que des toiles d'araignées ; météorifme dans toute la capacité de l'abdomen, diminution dans le cours des urines qui défigne une inflammation générale, diarrhée confidérable, évacuation de matières noires ou porracées, ou bien une conftipation opiniâtre : tous ces terribles accidens qui accompagnent la fièvre maligne, & qui peuvent fuccéder à la putride, font toujours aggravés par des mouvemens convulfifs ou des couvulfions, parce que les nerfs ne ceffent d'être irrités, bleffés, ou pour le moins opprimés, tant par l'abondance & la qualité des humeurs, que par les jactations continuelles qu'éprouvent les fibres mufculaires qui forment le tiffu des vaiffeaux fanguins, dont l'action eft exceffivement augmentée, mais toujours en proportion de la multitude des obftacles qui s'oppofent à la bonne circulation du fang & à la fecrétion des différentes humeurs : or, les productions nerveufes ne peuvent pas être bleffées fans ébranler les principaux troncs & leur origine, fans déranger & rendre irrégulier le cours du fluide nerveux ; de-là vient que l'ame ne jouit plus des glorieux priviléges de fa raifon ; elle eft unie au corps comme ne l'étant point, elle eft entièrement abforbée, incapable d'action fuivie, ce qu'elle démontre dans le plus grand jour par des difcours étrangers à fa manière d'être. interrompus fouvent par des foupirs, ou par un affaiffement machinal qui ne ceffe de tems à autres, que pour faire place à des raifonnemens & à des actes de vivacité qui tiennent du mouvement convulfif, qui déterminent le malade à vouloir fortir de fon lit & fe porter à des excès que la faine raifon écarte, ou bien dans un homme violent par caractère, à une aménité, à un langage qui ne refpire que le tendre ; on dirait que ce malade eft la complaifance perfonnifiée ; cet état contre nature ne dure pas, il eft vrai, dans certains fujets pendant tout le cours de la maladie ; il eft des tems où, fe métamorphofant, la fureur prend la place de la douceur : il faut l'attacher fi l'on veut éviter qu'il ne fe porte à des extrêmités funeftes aux affiftans : plus on l'a vu doux & tranquille, plus il paraît furieux : ce qui fe déclare fur-tout vers le déclin de la fièvre. Tous ces phénomènes ne font que le réfultat de l'affection du genre nerveux qui d'abord n'a été attaqué que dans l'extrêmité de fes expanfions, mais qui l'est essentiellement, lorsque l'humeur de mauvais caractère qui constitue la maladie, pénètre jusques vers l'origine, & qu'elle a vicié totalement la liqueur qui abreuve cet arbre de la sensibilité, qui, dans l'état naturel, est le protecteur de la santé, le sage directeur de nos plaisirs dans les personnes honnêtes & de tous nos mouvemens volontaires. De cet état de dépravation dans les sucs & sur-tout dans le nerveux, naissent un trouble dans les solides, un mouvement de constriction dans les organes musculeux, de resserrement dans les parenchimateux qui ne leur permet plus de travailler, & séparer, comme il convient, les liqueurs que la nature a destinées à des opérations particulières : il n'est donc pas surprenant de voir les excrétions diminuées, suspendues, supprimées, & les secrétions mal établies, portant dans tous les lieux circonvoisins le désordre & la confusion, tendantes à rompre l'harmonie qui règne entre le corps & l'ame ; or, tous ces changemens ne peuvent s'opérer sans attaquer de front les solides, sans porter des coups dangereux, s'ils ne sont pas mortels, au tronc des conservateurs de la vie, je veux dire aux nerfs, soit en leur ôtant la fermeté dont ils ont besoin, soit en les engorgeant ou les irritant, & corrompant leur liqueur par des humeurs hétérogènes & venéneuses : on ne peut donner d'autre explication des symptomes que présentent les fièvres putrides & malignes,

malignes, accompagnées & fuivies de mouvemens convulfifs & de convulfions.

HUITIÈME ÉVÉNEMENT.

CHEZ les Turcs, les Soldats ont coutume de prendre une affez forte dofe d'opium avant la bataille; cet agent, qui engourdirait un autre peuple & le ferait périr, les rend plus alertes, plus braves, plus forts & plus propres aux grands exploits, ce qui ne peut être produit que par la convulfibilité.

*EXPLICATION.

L'OPIUM eft un narcotique puiffant, il ne peut être donné qu'à la dofe de quelques grains dans les pays feptentrionaux & occidentaux : on ne l'adminiftre que dans les cas de néceffité, c'eft-à-dire, dans l'infomnie opiniâtre, les difpofitions inflammatoires & les vapeurs convulfives qui font entretenues par une trop grande irritabilité dans la fibre mufculaire; encore on ne le met en ufage qu'après la plus mûre délibération & les confeils de la prudence; fi les circonftances obligent de rendre cet ufage fréquent & quelquefois journalier, on le donne par degrés, en forte que la nature n'en puiffe fouffrir aucun préjudice; quelques perfonnes s'y habituent, parce qu'il en réfulte en leur faveur un avantage évident, mais il eft fouvent équivoque & trompeur; le malade eft placé

Tom. I. D

entre deux écueils également dangereux : un trop grand relâchement survient, bientôt suivi d'accidens fâcheux, parce que cet événement ne peut avoir lieu sans que le mouvement du sang soit retardé & sa masse épaissie par défaut d'activité dans les solides, ou bien, sans que les nerfs ayent perdu de leur ton auparavant trop considérable ; or, cet état de tranquillité, d'anéantissement, est aussi-tôt remplacé par un autre tout opposé ; les solides reprennent leur force & un ton bien supérieur à celui qu'on a voulu diminuer ; le sang & les autres liqueurs, dont le mouvement tout-à-fait retardé semblait annoncer un calme soutenu, voyent leur circulation augmenter en raison du retardement qu'ils ont éprouvé ; alors ils portent par-tout l'incendie ; alors on s'apperçoit, mais trop tard, que loin d'avoir tiré de l'opium & de ses préparations un bien réel, l'on a ouvert la porte à un ennemi qui fait sentir combien il est redoutable, lorsqu'un Médecin habile n'a pas dirigé sa marche & ne l'a pas prescrite dans des tems convenables & à dose proportionnée.

On ne peut disconvenir que plusieurs personnes abusent de ce remède dans les douleurs journalières qu'elles éprouvent ; tout homme veut écarter la souffrance, & fait ses efforts pour rendre son état plus supportable : il saisit en conséquence avec avidité les moyens qui lui font espérer une santé parfaite ; les narcotiques s'opposent à la douleur, procurent le sommeil, occasionnent une stupeur dans les solides, diminuent l'agitation du sang & des humeurs, domptent leur âcrimonie; voilà leurs effets primitifs qui, cessés, font place à d'autres opposés : le sang s'agitte, les solides reprennent leur ton, le travail de la nature est si grand qu'il excite les sueurs, facilite l'expectoration dans le cours des rhumes, des catharres, pleurésies, péripneumonies entretenues par l'âcrimonie des humeurs. Ne soyons donc pas étonnés si les Turcs ont soin, quelques heures avant la bataille, d'avaler de l'opium qui, chez ces peuples, est presque mis au nombre des alimens, par l'usage habituel qu'ils en font, & qui les empêche de s'appercevoir de sa vertu narcotique; leurs nerfs sont imprégnés des particules rameuses & gluantes de l'opium, sans en être engourdis, à moins qu'ils ne le soient, comme les Français, par l'usage du café, lorsqu'ils ne sont pas familiarisés avec cette liqueur; son infusion paraît les porter au sommeil, après en avoir bu, tandis que pendant la nuit ils ont le désagrément de ne pouvoir s'y livrer : l'on voit par ces faits tirés de l'expérience, que l'opium chez les Turcs ne fait pas fonction de somnifere, que loin de relâcher leurs fibres, la haute dose que ces peuples boivent leur donne au contraire une activité, un ton, une fermeté, une tension qui tiennent de la convulsibilité, tandis que ce breuvage ferait périr les Anglais, Français, Danois, &c. L'on peut en conséquence conclure que le même végétal

qui relâche les fibres nerveuses & musculeuses, re-
tarde & anéantit, pour ainsi dire, le cours du fluide
nerveux dans certains sujets, le rend plus vif &
l'accélère dans d'autres, augmente la fermeté & la
roideur dans lesquelles règnent cette action & cette
énergie, dont dépendent le courage & la force que les
Turcs & les Orientaux font paraître dans les batailles :
une autre raison qu'on pourrait apporter pour expliquer ce phénomène, se tire du climat & de la constitution des habitans de l'Empire Ottoman; la chaleur
qui règne dans cette immense contrée, la manière de
vivre des Turcs, l'amour pour le beau sexe auquel ils
se livrent, répandent dans leur sang une âcrimonie
qui, stimulant continuellement les solides, les détermine à faire un usage habituel de l'opium qui les jette
dans un sommeil doux & tranquille, leur occasionne
ensuite des sueurs qui dégagent le corps de ses impuretés, ensorte que ces peuples devenant, par cette
évacuation salutaire, plus alertes, ils sont plus propres à des opérations qui demandent la présence d'esprit; ce dernier avantage leur manque moins que le
premier, parce que la grande habitude qu'ils ont
contractée d'en user équivaut à celles de nos Fran-
çaises pour le café, qui n'agit plus sur elles de la
même manière que si elles prenaient cet aliment rare-
ment & sous forme de remède.

L'influence du climat sur les différens peuples est
si grande, que ce qui devient aliment pour les uns est

pour d'autres un poison très-prompt & très-subtil.
Personne n'ignore que la pêche ne soit un mets rafraî-
chissant, délicieux, que ce fruit ne fasse l'ornement
& les délices de nos tables, tandis que les Perses ne
peuvent en manger sans courir risque de perdre la
vie, elle fait sur eux la même impression que la ciguë
sur nous; l'effervescence du sang chez les Orientaux
est si vive, que ce qui est doux, agréable, tempéré
pour un Français, devient pour eux froid, glacial,
& tout-à-fait opposé à leur conservation; c'est pourquoi nous devons regarder tous nos alimens comme
plus ou moins utiles, plus ou moins dangereux, relativement à la nature des climats, combinée avec la
constitution & la manière d'être de ceux qui les
habitent.

J'ajouterai, en passant, que je ne trouverais pas
surprenant qu'on s'accoutumât à l'usage des remèdes
& des poisons, puisqu'on les voit dans ce siécle admi-
nistrés à doses graduées, sans inconvénient & même
avec avantage dans plusieurs maladies chroniques,
qu'on guérit heureusement par ces moyens. Mithri-
date, Roi des Perses, n'était-il pas parvenu à éluder,
à la faveur de sa composition, l'effet des poisons, à
ne pouvoir se faire périr? parce que ses entrailles &
son sang avaient, par un antidote puissant, formé un
rampart contre les attaques d'ennemis destructeurs,
que sa grande ame voulait employer dans des momens de désespoir. Mais, si de l'homme, nous

voulons defcendre au régime des animaux, nous avancerons un fait connu de tout le monde, qui fait connaître que la différence d'organifation, en met une dans la manière de vivre ; les bœufs, vaches, taureaux, &c., fe repaiffent de la ciguë & d'autres plantes venéneufes pour l'homme ; elles font pour eux un aliment délicieux qui les engraiffe, ce qui nous fait conclure trois chofes effentielles, que les narcotiques puiffans, pour un peuple vivant dans un climat tempéré deviennent un ftimulant convulfible pour un autre, habitant un pays où le foleil darde fes rayons avec un certain degré de vivacité ; que dans le traitement des maladies, le remède qu'on oppofe à la trop grande rigidité & convulfibilité des folides ne fert fouvent qu'à le rendre dans fon effet fecondaire plus actif & plus propre à favorifer les mouvemens convulfifs & la convulfion ; enfin, que les alimens pour les hommes deviennent poifon pour les animaux & *vice versâ*.

Neuvième Événement.

Dans les fièvres ardentes, la tête s'échauffe, le friffon vient, les membres font agités de mouvemens convulfifs, le délire fuivi de tranfport fe manifefte, les mufcles & leurs tendons fe meuvent irrégulièrement ; ce que le Médecin remarque en touchant le pouls du malade.

EXPLICATION.

Dans la fièvre ardente, l'eſtomac & le foie ſont ordinairement aſſommés par la bile, dont le cours ordinaire eſt troublé, ſoit par ſon abondance & ſon âcrimonie, ſoit par la préſence d'une humeur cauſtique & pernicieuſe qui s'eſt mêlée dans ſa ſubſtance; la bile uniquement deſtinée à ſervir d'ouvrière pour la confection d'un bon chile & ſa ſéparation d'avec la portion excrémenticielle des alimens, eſt obligée de refluer dans la maſſe du ſang, pure ou altérée par la préſence de particules hétérogènes : elle occaſionnera par conſéquent une pléthôre préjudiciable à l'action régulière des nerfs, ou bien elle agira ſur les ſolides & les fluides en raiſon du vice qu'elle aura contracté ; il réſulte de cet état un engorgement dans l'extrêmité des tuyaux capillaires qui empéche le ſang de paſſer avec tranquillité & ſans fougue dans les veines ; de cette difficulté, naît un froid général qui, prenant promptement des degrés d'accroiſſement, fait à l'égard des fibres muſculaires fonction de ſtimulant, de même que le ferait un froid ſubit & glacial répandu dans l'atmoſphère qui, arrêtant tout-à-coup l'inſenſible tranſpiration, excite le tremblement dans tous les membres, fait jouer les mâchoires & reſſerre généralement le corps, qu'il roidirait, ſi l'on n'avait ſoin de le dégourdir peu-à-peu auprès du feu ou avec de l'eau tiède : le froid qu'on éprouve dans les fièvres ardentes, au moment qu'elles ſe déclarent, eſt plus ou moins grand, plus ou moins durable, & toujours en proportion des obſtacles que la nature veut rompre pour rétablir l'équilibre : ce froid met le corps dans cet état de convulſibilité générale qui ferait croire que toutes les fibres des muſcles & parties muſculeuſes ſont irritées par des cauſtiques violens; on voit cette puiſſance ſe relâcher peu-à-peu de ſes droits & les abandonner, lorſqu'une chaleur exceſſive s'empare du champ de bataille, met en jactation les mêmes parties que le froid mettait en action, juſqu'à ce que des ſueurs, des évacuations ſanguines ou humorales, des remèdes convenables appliqués avec ſuccès, ou bien la mort, terminent cette terrible maladie dans l'eſpace de ſept jours : le délire & le tranſport ſont l'effet de ce double mouvement oppoſé, qui porte les liquides en trop grande quantité vers l'origine des nerfs avec tant de vivacité que la baze du cerveau en eſt ſurchargée, comprimée & le plus ſouvent affaiſſée, ſur-tout ſi l'humeur goutteuſe ou dartreuſe, écrouéleuſe ou vénérienne, ſe réunit aux ennemis qui conſpirent contre la conſervation du malade; en conſéquence, le fluide nerveux eſt dérangé, troublé dans la régularité de ſon cours, & développe tous les ſymptomes qu'on remarque conſtamment dans les fièvres ardentes.

DIXIÈME ÉVÉNEMENT.

LORSQU'IL se fait fracture au crâne, sur-tout dans la partie inférieure, que la base du cerveau a été comprimée par des coups donnés à la tête, ébranlée par des chûtes considérables, il survient des mouvemens convulsifs.

EXPLICATION.

DANS ces trois circonstances, le cerveau est vivement affecté, & par les esquilles de la table interne du crâne, & par l'abondance du sang dont se remplissent les différentes branches des artères carotides internes & externes, & de plus celles de la jugulaire ; alors, non seulement la dure-mère se gonfle, par le sang que reçoivent les vaisseaux nombreux qui rampent sur sa surface & les sinus quelle forme, mais le cerveau est comme accablé par ce même fluide qui engorge les canaux qui l'arrosent ; de-là proviennent les hémorragies, les vomissemens de sang qui succèdent à des coups portés à la tête par des instrumens tranchans, contondans par des corps durs, pointus, anguleux, dans les fréquentes chûtes auxquelles l'homme est exposé, & encore par des armes à feu : les mouvemens convulsifs se mettent bientôt après sur les rangs ; ils se manifestent tant intérieurement qu'à l'extérieur, & déterminent les gens de l'art à tenter la guérison du blessé par l'opération du trépan, toutes fois quand elle a été précédée de saignées, de bains, de remèdes rafraîchissans, &c.; opération qui quelquefois a été suivie du plus heureux succès, parce que dans cette circonstance la compression cesse au moment où l'ennemi quitte son poste, chassé au-dehors par la porte qu'on lui a ouverte, & par les évacuations qu'on a sollicitées, ce qui rend la nature maîtresse du camp & lui procure les plus grandes facilités pour rétablir l'équilibre rompu par les événemens dont nous avons parlé; si nous la voyons en user avec modération & lentement, c'est que la prudence est sa boussole, & qu'il est d'expérience qu'en toutes choses une trop grande précipitation cause plus de maux que l'ennemi qui nous paraît le plus dangereux : elle rétablit peu-à-peu le cours du fluide nerveux interrompu.

Onzième Événement.

DANS les épilepsies, soit idiopatiques, soit symptomatiques, des mouvemens convulsifs de toute espèce, la perte du sentiment & de la connoissance arrivent dans le même moment; dans le tétanos, ce n'est point mouvemens convulsifs, mais une véritable convulsion : dans l'une & l'autre espèce, il y a lésion essentielle dans l'origine des nerfs, mais plus dans la seconde que dans la première.

EXPLICATION.

Dans notre Mémoire sur le Traitement de l'É-pilepsie par les frictions mercurielles, nous avons exposé le tableau fidèle des symptomes que déve-loppe le plus ordinairement cette détestable mala-die ; un seul d'entr'eux peut à peine s'expliquer, sans qu'on ne reconnaisse la lésion de l'origine des nerfs ; parconséquent, d'après nos expériences & observations, la base du cerveau doit être admise comme la partie essentiellement blessée & malade ; si l'épilepsie n'est continuelle que dans le cas où elle est suivie de la mort, nous devons alors la considérer comme périodique & dans la classe des fièvres intermittentes dont les causes ne sont pas toujours en action ; mais de même que dans celle-ci il y a obstruction dans les vaisseaux capillaires des artères ou des veines, qui diminue ou se régénère relativement à la qualité du sang & du chile qui le renouvelle & le vivifie ; on observe que dans l'autre il y a plus ou moins d'épaisissement dans la lymphe que fournit toute la substance du cerveau, relativement à la constitution forte ou délicate des fibres qui forment ce grand viscère, à la qualité du sang dont cette lymphe se sépare, & encore, selon que le cerveau est plus ou moins abreuvé de cette liqueur nourricière, dont dépend l'excellence de l'économie animale.

Il n'eſt pas même inutile de remarquer & d'être convaincu, que ſi le ſang paſſe pour être le père de la vie, la lymphe qui s'extrait de ſon corps & qui s'introduit de nouveau ſous la forme de chile en eſt la véritable mère & la protectrice née de ce fluide; qu'on ne nous vante pas d'une manière outrée les glorieuſes prérogatives du ſang, & qu'on ne le regarde plus comme le ſeul acteur principal dans l'exercice de nos fonctions, la lymphe paraîtrait avec le plus haut avantage pour lui diſputer la prééminence; elle exiſte dans tout être qui a vie, avant que le ſang ne ſoit formé, avant même que l'on ſoupçonne ſon exiſtence; ſi elle ſe ſépare de lui, c'eſt que, partie d'elle-même, elle ſe porte, à l'aide des ſolides qu'elle abreuve & qui lui prêtent main-forte, dans les endroits où ſa préſence eſt indiſpenſable; elle forme les ſolides, leur donne l'accroiſſement, les entretient, les fortifie, les conſerve; elle répare les pertes que le ſang fait journellement lorſqu'elle veut s'échapper au-dehors & ſe perdre en faveur de la liberté de ſa circulation; ſi elle paraît à nos yeux une autre ſubſtance que le ſang, elle leur préſente alors une illuſion optique dans la couleur que l'air introduit dans les poulmons, a donné & donne journellement à une portion de ſon individu, couleur qui ſe communique dans toute l'étendue des viſcères, qu'abreuvent une très-grande quantité de vaiſſeaux ſanguins, tels que

le foie, la rate, les reins, le pancréas, la matrice
&c. Si par écart des œuvres de la nature, on a
obfervé que des animaux ont vécu pendant un certain tems fans cerveau, rongé par des maladies
particulières ou diffout & réduit en eau comme
dans l'hydrocéphale, ces cas font rares, & l'on peut
dire que dans ces exceptions la lymphe a des reffources dans les vaiffeaux, dits lymphatiques, &
dans le chile, exprimé des alimens, que le fang
n'auroit pas; c'eft donc à cette liqueur précieufe
que nous devons notre exiftence & notre confervation : c'eft au cerveau que le Créateur a choifi
pour fon principal laboratoire, qu'il eft donné
de la travailler, de l'épurer, de l'affiner, de manière que les nerfs en foient humectés, confervent
une foupleffe néceffaire dans l'exercice de leurs fonctions; & quand cet organe effentiel eft malheureufement affecté par des caufes internes & externes,
l'harmonie qui règne entre les miniftres & les ambaffadeurs de l'ame, c'eft-à-dire, les nerfs, eft troublée, interrompue ou brifée; de cet événement fi-
niftre, naiffent les fymptomes que les Médecins
remarquent dans les épilepfies effentielles & fymptomatiques : les mouvemens convulfifs & prefque
toujours de vraies convulfions deviennent la fource
de la perte de connaiffance, de l'excrétion involontaire de l'urine, de la femence, des matières fter-
corales, de la falive dont la portion la plus épaiffe

ſe ramaſſe autour des lèvres , de la proſtration des forces , du renverſement du ſujet ſur le carreau , du ris ſardonique ou cinique , des ſoupirs , des heurlemens prolongés , du larmoyement & autres caractères trop longs à rapporter , dont nous avons dejà fait l'énumération , qui ſe rapportent à l'état de compreſſion des nerfs & à l'irrégularité de la marche du ſuc nerveux , qui ſe porte précipitamment d'une extrêmité à une autre ; comme l'on voit le mouvement ſe communiquer d'un bout d'une corde de violon & d'un arc à l'autre bout , ou bien d'une première boule parmi deux cents bien unies enſemble à la dernière ; comme l'on voit le fluide électrique produire la même ſenſation dans la vingtième perſonne qu'il à occaſionnée dans la première , lorſque tous les individus , dans l'inſtant de l'exploſion , ſe tiennent par la main : je ne puis me ſervir de comparaiſons plus vraies & plus ſenſibles pour exprimer les effets de l'embarras qu'éprouve le cours du fluide nerveux , lorſque le ſang , la pituite , des corps étrangers , & l'inflammation des vaiſſeaux font naître la compreſſion des nerfs dans leſquels il loge & coule perpétuellement. Si dans l'épilepſie les mouvemens convulſifs & les convulſions durent plus ou moins & ceſſent après un tems déterminé , c'eſt qu'ils ont travaillé conjointement avec la nature , à rompre les liens qui enchaînaient le fluide nerveux ; ſi les accès d'épilepſie ſe répètent, on ne peut en accuſer que les caractères du ſang & de la lymphe viciés dans leurs principes, qui recommençant de nouvelles ſcènes, plus ou moins fréquentes, font connaître que les forces de la nature ne ſont pas devenues ſi ſupérieures dans le combat, qu'elle n'ait laiſſé des reſſources à l'ennemi qui la menace ; les remèdes doivent alors être employés, tant pour aider cette bonne mère que pour anéantir les vices que les fluides ont contractés par la qualité du chile ; & comme c'eſt à ce réparateur qu'il convient d'attribuer les torts qui réſultent de la dépravation du ſang, le premier ſoin du Médecin doit être de changer ſa manière d'être dans le ventricule & les premiers inteſtins, qui le préparent, l'extraient des alimens & le ſéparent des matières excrémenticielles, toutesfois après avoir diminué le volume du ſang, s'il eſt trop conſidérable ou trop épais ; mais, nous obſervons, par le ſuccès marqué des médicamens & de la méthode qu'employent les grands Médecins, que cette maladie déſeſpérante cède & ſe diſſipe de même que les autres ; ſi le Médecin parvient à ſon but avec plus de peine & de patience, au moins a-t-il l'avantage & le plaiſir de faire rentrer dans le centre de la ſociété des ſujets qui de tous tems n'en oſaient approcher, parce qu'ils en avaient été exclus par les anciennes loix, parce que leur état déplorable les rendait inutiles dans le monde, & qu'ils étaient devenus des êtres dangereux par les impreſſions fâcheuſes dont chacun craignait d'être la victime.

Si nous avons attribué à l'irrégularité du cours du fluide nerveux les accès épileptiques, nous avons tout lieu de comparer cette cauſe à celle des fièvres intermittentes ; attendu que nous prétendons que dans l'une & dans l'autre des claſſes de ces maladies, l'analogie de l'obſtruction eſt la même, & n'admet de différence, comme on va le voir, que dans celle des ſubſtances, dont l'une eſt deſtructeure nervale, c'eſt-à-dire, ferme, ſerrée, étroite, n'admettant qu'une liqueur fine & très-ſubtile, tandis que l'autre eſt ſouple, flexible, extenſible, & contenant dans ſon ſein un fluide conſidérable qui ſe meut dans une partie de ſes tuyaux (les artères) avec une extrême rapidité, & dans l'autre partie (les veines) avec lenteur & ſans oſcillations apparentes, ſi vous exceptez dans les jugulaires ; &, par une raiſon tout-à-fait ſemblable, nous devons regarder le tétanos comme produit par une obſtruction de l'origine des nerfs principaux qui s'oppoſe totalement au cours du fluide nerveux, ſoit que nous l'admettions comme circulant, ſoit que nous le conſidérions comme allant & revenant, par imitation des eaux de l'océan, ou bien perpétuellement balancé de la ſource de ſes canaux vers leurs extrêmités, comme on voit le balancier d'une pendule décrire un arc avec un mouvement égal, à moins que certains reſſorts de cette machine

ne

ne soient dérangés. De cette diftinction dérive la différence des fièvres intermittentes & continues, des maladies nervales périodiques & continues, toutes relatives à l'intenfité de la caufe, qui tantôt cédent aux remèdes les plus légers, tantôt ne peuvent être combattues par les agens les plus énergiques & les mieux indiqués.

DOUZIÈME ÉVÉNEMENT.

DANS les maladies comateufes, dans les paralyfies, dans l'effet des narcotiques, des émolliens, des rafraîchiffans, des bains, des abforbans, des antifpafmodiques, il fe fait un relâchement contre nature tout-à-fait oppofé à la convulfibilité, c'eft-à-dire, une très-grande lenteur, ou bien une fufpenfion dans le cours du fluide nerveux.

EXPLICATION.

NOUS avons fuffifamment prouvé que l'état de convulfibilité provenait de l'irrégularité dans le cours du fluide nerveux, dont les tuyaux naturels étaient remplis ; nous avons fait voir que les obftructions dans le principe des troncs & les productions de ces organes étaient formées, tant par des caufes intérieures que par des externes qui s'oppofaient à l'introduction de cette liqueur vitale dans fes canaux ; nous allons faire voir maintenant que dans des états diamétralement oppofés, le fuc nerveux éprouve autant de difficultés dans fa route, qu'il en réfulte de plus des fymptomes tout-à-fait différens & quelquefois homogènes. Nous obfervons en effet que dans les maladies comateufes, le cerveau abreuvé de férofité occafionne dans fa bafe un relâchement bientôt fuivi d'un fommeil plus ou moins profond, plus ou moins long, accompagné d'accidens plus ou moins graves. Je fuis appelé pour traiter un malade, je le vois étendu fur fon lit, fans mouvement, femblable à celui qui dort : je veux l'éveiller, mes efforts font inutiles; je le pince, le pique & le tourmente, je vois fes yeux s'ouvrir ; je l'interroge, non - feulement il ne me répond pas, mais il ferme les yeux & continue à dormir ; je conclus alors que ce fujet eft attaqué d'un carus, efpèce de petite apoplexie, plus difficile à guérir que la vraie & la complette ; j'en vais vifiter un autre que je trouve de même plongé dans le fommeil, mais quand je veux l'éveiller, il joue un rôle plus favorable, il ouvre les yeux ; fi je le pince & le pique, il retire fes bras, il répond à mes queftions; mais pour peu que je ceffe de parler, il retombe dans le fommeil : j'affure auffi-tôt que ce malade eft entrepris par une efpèce de léthargie, que nous appelons *coma fomno lentum*, beaucoup moins dangereufe que la tiphomanie ou coma-vigil, dans lequel on remarque un délire conftant, foit que le malade foit éveillé, après l'avoir tourmenté, foit qu'il foit retombé dans fon engourdissement & son sommeil. Appelé par un troisième, je lui touche le pouls, lui trouve une très-grande fièvre qui ne se manifestait pas dans les malades précédens ; je le vois enseveli dans le sommeil, le pince, le remue, le tourmente, c'est avec toute la peine possible que je viens à bout de lui faire ouvrir les yeux qui se ferment aussi-tôt ; si je l'interroge dans son réveil, il répond d'une manière désordonnée, & comme occupé d'un rêve, il est sans mouvement, presque sans respiration, vous le prendriez pour un mort dont il est la plus naturelle image ; il n'en est pas de même d'un quatrième qui paraît comme endormi : je le réveille ; il me regarde, je l'interroge, il ne me répond qu'avec la plus grande difficulté, comme en bégayant ; cependant, il paraît tranquille ; tantôt ferme les yeux & tantôt les ouvre, selon l'étendue du silence ou des demandes qu'on lui fait ; ses réponses sont le plus souvent justes, mais faites d'un ton niais ; il figure le paysan, porte sa main sur ses cheveux & parle en grâtant sa tête ; il se plaint d'une pesanteur qu'il rapporte au cerveau, c'est l'état d'une vraie imbécillité ; il n'a pas de fièvre, ou bien, si elle se manifeste, ce n'est que vers la fin de la maladie où le chronique se change en aigu par des causes purement accidentelles qu'on aurait pu peut-être éviter ou éloigner, telles que la gangrène aux fesses ; puisque j'ai traité de ces personnes qui mangeaient bien tout ce qu'on leur présentait, sans

répugnance, fans indice d'indigeftion, fans diarrhée,
fans douleur dans le ventre, dans lequel il n'y avait
aucun vice apparent, mais étant prefque toujours
coucheés, elles urinaient & rendaient leurs excrémens
fans avertir, parce qu'elles ne s'appercevaient point
de l'approche ni de l'évacuation de ces matières, dont
le corps fe décharge pour fa confervation, felon l'ordre
obfervé par la nature en faveur de l'économie animale; j'ai vu un de ces malades être, quelque tems
avant fa mort, prévenu d'un hémiplégie, réfultant
de la caufe première, je veux dire de l'embarras du
cerveau qu'on attribuait avec affez de fondement à
une métaftafe d'un refte de lait à la fuite de fes couches, & au chagrin qui l'avait faifie en quittant Paris
pour former fon établiffement dans notre Ville.

Qu'on appelle cette trifte fituation, cette grave
maladie, imbécillité, paralyfie commençante, il n'eft
pas moins vrai qu'elle décèle, de même que les maladies comateufes & les paralyfies, un embarras dans
les circonvolutions du cerveau, une compreffion fur
l'origine des nerfs qui ne va pas jufqu'à exciter des
convulfions ni mouvemens convulfifs; elle produit
même un effet contraire, parce que la lymphe n'occafionne pas par fa préfence l'effet d'un corps pefant
& dur qui blefferait l'origine des nerfs; loin d'être
coagulée, elle eft au contraire trop fluide; fi elle
raffemble toutes les parties homogènes, c'eft pour
abreuver les nerfs, les relâcher comme les cordes

d'un violon , & fa quantité obftrue non-feulement les canaux où ne devait couler qu'une liqueur extrê- mement fubtile , mais dénature le fluide nerveux , lui fait perdre fa chaleur & fon activité en le rendant lymphe & détournant la matière fubtile que le fang lui communiquait pour l'exercice de fes fonctions.

Ce que je viens d'avancer au fujet des maladies comateufes eft applicable aux paralyfies complettes & incomplettes ; elles ne différent, quant à leurs caufes , que du plus ou du moins , lorfqu'elles font purement idiopatiques , & quand elles font fymptomatiques , la grande abondance de fuc lymphatique opère le même effet fur l'origine des nerfs , c'eft-à-dire , un trouble, une lenteur dans le cours du fluide nerveux ; l'effet fe déclare à la vérité plus lentement & fe diffipe le plus fouvent par des remèdes différens de ceux qu'on em- ploye contre les idiopatiques , mais ce n'eft que dans le cas où un Médecin intelligent & méthodique dif- cerne le fiége de ces maladies qui n'en devient que la caufe éloignée ; alors , le mal combattu dans fa fource eft prefqu'auffi-tôt enlevé , *fublatâ enim causâ neceffariò tolluntur effectus.* Le relâchement ceffe , les nerfs reprennent leur ancien ton , leur vigueur ; l'homme voit fa fanté fe rétablir & devenir parfaite ; fi dans l'idiopatique le traitement n'eft pas fi heu- reux , c'eft que l'ennemi , toujours à la porte de la citadelle , ne défempare que très-rarement & bien forcé ; il ne quitte prife que par la mort du fujet ou par la grande efficacité des armes qu'on a employées pour le terraſſer : ce qui prouve juſqu'à l'évidence la ſolidité de notre doctrine, c'eſt l'effet des narcoti-ques, des émolliens, des rafraîchiſſans, des bains, des abſorbans & des antiſpaſmodiques ; leur uſage calme, appaiſe, détruit les ſpaſmes, les diſpoſitions inflammatoires, les inflammations, les mouvemens vaporeux, convulſifs & même les convulſions; ils ne procurent cet avantage que parce qu'ils relâchent les fibres du cerveau, ſéparent des vaiſſeaux une abon-dance de lymphe propre à relâcher ſuffiſamment les cordons nerveux & leur principe, donnent au ſang cette fluidité douce & tranquille, relative à l'élaſti-cité des vaiſſeaux dans leſquels il circule, & quand ces remèdes ſont appliqués par un miniſtre de ſanté ſage & éclairé, ils n'agiſſent pas à cet excès de faire naître les ſymptomes que l'on obſerve dans les para-lyſies & les affections comateuſes, parce que la doſe de ces remèdes eſt toujours proportionnelle à la force, au tempéramment du ſujet, & au degré de rigidité & de convulſibilité des ſolides qui détermine leur action contre nature ; on remarque au contraire que le malade qui les employe eſt plus tranquille, jouit d'un ſommeil doux, à moins qu'il ne ſoit troublé par des perſonnes imprudentes, qu'il éprouve des ſueurs qui déchargent la maſſe du ſang & des humeurs, que ſes idées ſont plus nettes, qu'il ſe ſent la tête plus franche & qu'il n'éprouve plus de ces mouvemens

involontaires qui lui faifaient craindre des fuites
fâcheufes, que fon appétit eft plus réglé, moins fujet
à caprice, que fes excrétions font plus louables &
plus conformes à l'habitude que fe fait la nature dans
fes exercices journaliers ; enfin que fes forces re-
viennent peu-à-peu, & au point de lui permettre de
reparaître dans la fociété avec cette fanté, cet embonpoint dont il jouiffoit avant que d'être attaqué
des horribles cataftrophes que je me fuis contente
de défigner ; ce qui fuffit pour faire connaître que le
fyftème des nerfs eft fimplement un compofé de canaux, de vaiffeaux lymphatiques, qui n'admet qu'une
liqueur très-fubtile, dont tout corps hétérogène
trouble le jeu, qui fe voit contrariée par une lymphe
trop épaiffe, trop âcre, trop abondante, qui fufpend
fon cours ou qui ne fe tranfmet qu'avec irrégularité,
lorfque l'abondance du fang ou la féchereffe des tuyaux
s'oppofent à l'uniformité de fes opérations. Il en eft
de ce fluide comme du fang ; celui-ci roule d'abord
dans les vaiffeaux artériels pour fe rendre aux veineux,
partant du cœur, fe portant aux extrêmités par les
premiers, y revenant par les derniers, ce qui ne
pourrait s'exécuter fans les mouvemens d'irritabilité
& de l'élafticité des fibres qui compofent ces canaux,
& fans la perpétuelle réparation des pertes que fait le
fang, réparation complettement opérée par le chile
qui du ventricule fe tranfmet dans le torrent de la
circulation, par le moyen des vaiffeaux chileux

incorporés dans toute l'étendue du méfentère. Si des alimens trop groffiers, trop âcres, pris trop abondamment, des liqueurs trop inflammables ou trop froides viennent à troubler journellement l'œuvre des digeftions, les levains que le fang recevra étant dépravés, la maffe générale des liqueurs en fera infectée, parce qu'il y a une communication intime entre tous les tuyaux, foit fanguins, foit lymphatiques, foit nerveux; la nature, notre excellente mère & la principale ouvrière de l'économie animale, y entretient une telle correfpondance que les uns ne peuvent fe paffer du miniftère des autres; elle a formé une chaîne d'opérations, dont on ne peut féparer, détruire, ou même bleffer un anneau, fans faire tort au total de la machine; auffi, quand il arrive préjudice à un des refforts, le refte eft en fouffrance, & dans cet état, les remèdes qu'on employe rétabliffent l'ordre, le calme & l'équilibre plus ou moins rompu; il ne faudrait pas cependant s'imaginer que cette règle fût fans exception; l'expérience confirme que le fang peut être gêné dans fa circulation, qu'il peut fe former des vices locaux fans que le fyftême nerveux foit vifiblement attaqué, & *vice verfâ*, nous obfervons que dans les maladies vaporeufes fufcitées par le trouble des nerfs & la rigidité des folides, le pouls n'annonce point de fièvre, & quelques longues que foient ces affections, elles fe diffipent fans apparence de gêne dans le cours du fang & des humeurs, qui néanmoins font dans un état d'épaiffiffement & de féchereffe qui n'influent que fur le jeu des nerfs; la vérité de ce fait, qu'attefte l'expérience, fe prouve par l'effet des remèdes dont on a fait ufage jufqu'à préfent avec le plus grand fuccès, je veux dire les rafraîchiffans, les émolliens, les eaux ferrugineufes, les bains, les douches froides, les apéritifs doux qui, rétabliffant la fluidité du fang, diminuant la féchereffe des folides & des fluides, ont en même-tems remis les nerfs dans leur état naturel.

Ce que nous venons de dire fait connaître que chaque organe a fon adminiftration particulière : l'eftomac & les premiers inteftins digèrent les alimens, en féparent le chile ; les derniers reçoivent les excrémens, les expriment & les chaffent hors du corps ; le méfentère reçoit de même le chile tout travaillé dans fes vaiffeaux & le tranfmet dans le torrent de la circulation ; le foie prépare la bile, la met en état de contribuer à l'œuvre de la digeftion par la portion qu'il fournit au ventricule & au duodénum ; le pancréas leur donne fon contingent ainfi que les glandes falivaires, gaftriques & inteftinales ; la rate ne veut pas, à ce que l'on dit, refter inutile dans cette fonction effentielle ; elle fépare une liqueur bilieufe qui fe réuniffant aux autres dans le réfervoir commun, facilite la diffolution des alimens; la véficule du fiel recèle une partie de la bile, qui devient très-âcre par fon

féjour dans cette poche ; les reins, la veffie, la matrice, renferment chacune la liqueur qui leur eft
propre, mais celles-ci ne font fouvent qu'excrémenticielles ; il n'en eft pas de même de cette liqueur
précieufe qui fe travaille dans les tefticules, étant
de même nature que celle du cerveau qui la leur
tranfmet, elle eft deftinée à notre reproduction,
on l'appelle *femence* ; elle eft fi énergique qu'une
feule particule eft capable de féconder l'œuf dans
lequel eft renfermé le fœtus qui doit féjourner
pendant neuf mois dans une prifon fort étoite &
y prendre fon accroiffement par degrés ; le poulmon qui nous feroit inutile, fi, comme l'enfant,
nous n'avions pas befoin pour l'entretien de notre
vie de l'introduction de l'air extérieur pour le ra-
fraîchir & colorier le fang, ne paraît deftiné qu'à
cette œuvre, c'eft-à-dire, à la confervation d'un
mouvement alternatif d'infpiration & d'expiration,
qui ne peut ceffer plufieurs minutes, fans être fuivi
de la mort de l'animal, mais qui s'entretient par la
foupleffe des véficules bronchiales abreuvées auffi
continuellement par l'humeur des glandules qui la
leur procurent ; comme auffi ce même mouvement
s'éteint avec la vie, quand une trop grande abondance
de liqueurs, leur âcrimonie, leur trop grand épaiffiffement, ou bien encore la trop grande rigidité &
l'affoibliffement des folides, refferrent les paffages de
l'air dans ces foufflets & s'oppofent au flux & reflux de

l'air : c'eſt à ces organes que nous ſommes redevables de la faculté que nous avons de parler, crier, chanter ; figurez-vous le jeu d'orgues, vous aurez une idée parfaite de l'inſtrument de la voix dans tous les animaux, parmi leſquels l'homme ſeul a le privilège de la parole rendue en mille manières ; les glandes de la peau & celles qui ſe trouvent dans les différentes parties intérieures de notre machine établiſſent cette tranſpiration interne & externe qu'on peut appeller la leſſive de la maſſe des liqueurs recrémenticielles : elles ont même formé entre les corps mamaires & les utérins une intime correſpondance qui ne s'interrompt jamais dans le tems de la groſſeſſe : le lait, cette humeur recrémenticielle ſe communique des mamelles à l'utérus pour la nourriture de l'enfant, même après ſa naiſſance : on la rend excrémenticielle quand l'enfant eſt mort ou qu'on le sèvre ; quant aux vaiſ-ſeaux ſanguins, lymphatiques & nerveux, ils ſont tous chargés d'une liqueur qui leur eſt propre ; ſi la lymphe nous paraît avoir été la mère, la productrice du ſang & des autres fluides, le ſang de ſon côté a l'intendance générale : ſes mouvemens diaſtoliques & ſiſtoliques, plus ou moins violens, plus ou moins lens, décident du plus ou du moins d'abondance des différentes liqueurs qui ſortent de ſon ſein : ſa conſiſtance plus ou moins grande & ſa qualité rè-glent & déterminent le caractère des humeurs, *prin-cipiata etenim retinent naturam principiorum.* Si nous

confidérons donc ce fluide dans l'état de fanté parfaite, nous admettrons, d'après l'obfervation la plus
conftante, que le fang eft le fluide principal, le plus
confiftant, d'où fe féparent plufieurs liqueurs, dont
les particules font plus tenues, plus déliées, quoique
moins actives, parmi lefquelles eft la lymphe plus
généralement répandue que les autres, puifqu'elle
fert à la nourriture, à l'accroiffement & même à la
formation des folides : cette liqueur a fes vaiffeaux
particuliers, continuation des fanguins, mais plus
délicats & plus minces, dont fe fépare cette matière
fubtile qui doit fe faire jour, rouler dans tout ce qui
n'eft pas vaiffeau fanguin, & fpécialement dans les
tuyaux nerveux, les tenir en action, y entretenir cette
fenfibilité, par laquelle ces organes deviennent les
miniftres effentiels de l'ame, à laquelle le corps eft
uni pendant le cours borné de notre vie, & foutenir
leur ton, dont dépendent, & l'énergie de cette puiffance que l'on connaît fous le nom d'irritabilité, &
le plus ou moins d'activité dans tous les mouvemens
réguliers des mufcles, foit qu'ils foient dirigés par
la volonté, foit qu'ils foient involontaires.

ÉVÉNEMENT EXPÉRIMENTAL.

LORSQU'ON fait pénétrer dans la fubftance du
cerveau un morceau de plomb de figure cylindrique,
mais léger, par le moyen d'une aiguille d'embaleur,

on obferve que le corps, dont on fe fert pour s'affurer de l'endroit où commence la fenfibilité, n'opère aucun effet que quand il eft parvenu à un endroit indéterminé, dont on s'affure par la diffection de la partie médullaire du cerveau jufqu'au point où le corps étranger s'eft fixé; au moment où il eft arrivé à l'endroit fenfible, cette époque eft annoncée par un mouvement convulfif qui s'empare des mufcles de la tête & du col, enforte que l'œil eft dans un état de convulfion & les mufcles extérieurs agités de mouvemens convulfifs; fi le corps étranger eft porté plus avant, on voit jouer les mufcles du col & du thorax; la poitrine eft troublée par des mouvemens convulfifs qui rendent les mouvemens de la refpiration plus accélérés & fort irréguliers; fi l'on pouffe ce corps jufqu'à la moëlle de l'épine, toute la machine eft dans l'agitation la plus violente, quelques tems après l'animal meurt; il en fera de même fi l'on coupe ce corps médullaire entre la première & la feconde des vertèbres; ces expériences que j'ai faites n'ont jamais manqué d'être fuivies de ces réfultats, elles établiffent d'une manière évidente l'exiftence du fluide nerveux.

EXPLICATION.

CETTE expérience eft importante, elle établit l'empire des nerfs, paraît le borner, affigner à ceux du cerveau leur domination fur les fens dont la tête

est le siège, à ceux de la moëlle allongée leur influence sur la poitrine & le diaphragme, & faire
tomber sur ceux de la moëlle épinière le sort déplorable dont toute notre machine devient la victime, lorsque cette substance si délicate est malheureusement offensée; cette gradation d'effets dé-
savantageux ne peut se concevoir, sans qu'on soit
obligé d'admettre la présence d'un fluide subtile
dans ces corps souples & délicats; si ces organes,
qu'on ne peut mieux comparer qu'à des cordes de
violon, de harpe, de basse, étaient susceptibles
par eux-mêmes d'acquérir la tension, la sécheresse
& la rigidité qu'on y remarque, quand le Mu-
sicien les monte & les enduit de colophane pour
parvenir à l'harmonie des accords, l'on croirait
qu'en les touchant, pinçant, comprimant, irritant, ils se banderaient de manière à exciter dans
les muscles & les parties auxquelles ils répondent
des mouvemens plus ou moins désordonnés; mais
nous parlons ici de corps souples, déliés, molasses,
perpétuellement abreuvés; s'ils ne font pas remplis
d'un suc subtil, actif, dont l'énergie a besoin d'être
tantôt tempérée, tantôt augmentée, comment nous
formerons-nous une idée juste des phénomènes que
la nature développe en eux dans l'état de tranquillité, de santé, de vigueur, comme dans l'état d'irritation, de maladies, de mouvemens convulsifs &
de convulsion, soit intérieurement, soit extérieu-

rement ? Mais s'il eſt une fois reconnu que ces organes eſſentiels s'entretiennent par un fluide imper-
ceptible, dont rien ne doit déranger inpunément
le cours, nous aurons une explication ſatisfaiſante
& complette de l'expérience que j'ai faite ſur le
cerveau, nous regarderons la ſubſtance de ce viſcère comme inſenſible juſqu'aux corps cannelés ;
nous ne verrons dans cette maſſe médullaire que le
chapiteau d'un alambic qui fournit aux nerfs une
humeur refrigérante qui entretient la ſoupleſſe des
paires de nerfs, ſitués à la baſe du cerveau, qui
leur donnera un ſuc réparateur, qui les met bien à
l'abri du contact & de l'impreſſion des corps environnans ; cette moëlle ſera régardée comme un
tuteur fidèle qui ne ceſſera de s'acquitter de cette
honorable fonction, que quand des cauſes inſur-
montables l'auront obligé de jouer un rôle tout oppoſé. Si les corps cannelés ſont bleſſés, les mouvemens convulſifs ſe déclareront dans une portion
de la tête ; ſi l'inſtrument pénètre plus avant, tous
les muſcles de la tête & du col joueront, cette
dernière partie ſera même en convulſion & ſe tour-
nera en forme d'arc ; ſi l'on avance dans la moëlle
allongée, la poitrine ſera dans une agitation des plus
irrégulière, le reſte du corps participera au même
état & rompera même ſon commerce avec l'ame,
lorſque la moëlle de l'épine ſera bleſſée ; tout prouve
que ſi les vaiſſeaux forment avec le cœur une machine

hydraulique, les nerfs en forment une autre que l'on nomme inftrumentale & muficale, tant parce qu'ils font les organes de la voix, de la parole, que parce que l'impreffion faite fur ces organes eft fuivie de tel ou tel réfultat, comme l'impreffion de l'archet fur le violon & autre inftrument à cordes donne des tons variés, réguliers ou irréguliers, felon la touche plus ou moins réglée, plus ou moins vive & felon l'habileté du Muficien; or, comme les nerfs ne pourraient exécuter toutes leurs opérations auffi réglées fans un fuc actif qui leur tint lieu d'archet, j'en conclus l'exiftence du fluide nerveux, ce qu'il fallait prouver jufqu'à la démonftration.

PREMIER COROLLAIRE.

Si nous réfumons tout ce que nous avons dit, il en réfultera des vérités fort intéreffantes, qui fixeront nos idées fur la fenfibilité, l'irritabilité, la convulfibilité, enfin la théorie la plus lumineufe des mouvemens dont notre machine eft fufceptible.

II. COROLLAIRE.

LA SENSIBILITÉ fera cette puiffance dont les nerfs s'énorgueilliffent, en qualité d'ambaffadeurs de l'ame, par laquelle cette fubftance intellectuelle eft avertie des moindres défordres qui arrivent dans l'économie animale, foit qu'ils foient fufcités par des agents intérieurs,

intérieurs, foit que le contact des corps extérieurs les occafionne ; elle fera de même la fource des plaifirs auxquels nous nous livrons, lorfque des idées agréables s'emparent de l'âme, où quand les organes du fentiment font doucement mus, agités, flatés, & délicieufement furpris par des objets conformes aux jeux de notre nature & à l'ordre établi par le créateur ; elle fera proportionnelle au nombre & à la délicateffe des nerfs dans le corps defquels elle réfide.

III. Corollaire.

L'irritabilité, puiffance tout-à-fait différente de la fenfibilité, exifte-même après la mort, jufqu'à ce que toute chaleur foit détruite ; elle eft excitée & renouvellée par des agens méchaniques ou chymiques lorfqu'elle paraît éteinte dans les mufcles, les parties mufculeufes, & fur-tout dans le cœur des animaux à fang froid ; fon fiège eft dans la feule fibre mufculaire qui, étant toujours fenfible, a fait croire mal-à-propos à plufieurs Phyficiens que l'irritabilité était produite par la fenfibilité & qu'elle n'en différait que par le degré ; les nerfs font néanmoins la caufe occafionnelle de fa confervation.

IV. Corollaire.

La convulfibilité ne devant fon origine qu'à un

Tom. I.   F

état contre nature & n'étant à nos yeux qu'une puiſſance deſtructive de notre être, nous dirons que
c'eſt un défaut dans le mouvement de la fibre muſculaire, qui la porte à ſe contracter & à s'étendre
alternativement, d'une manière ſpontanée, irrégulière, capable de porter ſon impreſſion, tant ſur
les vaiſſeaux ſanguins que ſur le corps des nerfs,
de troubler toute l'économie animale, & de cauſer
la mort du ſujet dont il s'empare ; ſa cauſe eſt générale ou particulière, c'eſt-à-dire, locale, idiopatique, ſymptomatique, ou ſympatique, interne ou
externe, phyſique ou mécanique, continue ou périodique, avant-coureuſe de maladies graves ou
ſuccédantes à des maladies chroniques & aiguës ; le
pronoſtic n'en eſt jamais avantageux, lorſqu'elle
réſide dans des organes eſſentiels à la vie ; il eſt cependant moins fâcheux quand elle exerce ſon empire à la
ſuite des paralyſies & des vapeurs ; au contraire, l'on
obſerve que ces premières affections trouvent leur
guériſon dans le tremblement qui ſurvient, que les
dernières ſont purement paſſagères, que les mouvemens convulſifs & les convulſions ſont ſimplement
un effort violent que la nature excite pour diviſer le
ſang trop épaiſſi, procurer de l'humide & de la
lymphe à cette liqueur sèche ou coagulée, & facilite
ſa circulation.

V. COROLLAIRE.

SI nous considérons avec un esprit attentif & curieux le corps humain & ses différentes fonctions, nous ne pourrons disconvenir qu'il est composé de deux sortes de machines, l'une hydraulique & l'autre instrumentale, plus noble, plus élevée, mieux organisée, plus parfaite que toutes celles que l'homme a pu imaginer. Le méchanisme & le jeu de la première sont connus depuis peu ; les anciens, jusqu'à l'immortel Harvée, c'est-à-dire, jusques vers l'année 1666, n'avaient aucune idée de la circulation, découverte qui a fourni beaucoup de connaissances précieuses qui seraient encore probablement ensevelies dans les plus épaisses ténèbres ; découverte si contestée malgré l'autenticité des expériences, tant l'homme a de peine à quitter, à faire le sacrifice de ses préjugés, & à rendre justice à ses contemporains ; elle nous apprend que notre corps est un composé de tuyaux dans lesquels roulent des liqueurs de différentes couleurs & caractères qui se rendent dans des réservoirs particuliers qui sont doués de la force nécessaire pour les renvoyer chacune à leur destination, après les avoir travaillées & rendues propres à se perfectionner dans les organes qui doivent les recevoir & leur accorder un certain séjour ; celles qui sont absolument utiles reſtent comme officières laborieuſes, toujours occupées à la conſervation du corps ; les autres qui, ſemblables aux frélons, deviendraient à charge & préjudiciables par leur préſence & leur action, ſont chaſſées hors du corps qui ſe trouve alors plus léger & plus diſpoſé à recevoir dans ſes canaux les nouvelles liqueurs deſtinées à leur rafraîchiſſement & à la réparation des pertes qu'il éprouve journellement ; le cœur, directeur de cette machine, admet dans ſon ſein le ſang dans le diaſtole, mouvement de dilatation occaſionné par le mouvement ſiſtolique ou de contraction des oreillettes, qui ſe déchargent du ſang qu'elles avaient reçu des veines caves ; cette liqueur ne reſte pas une ſeconde dans les ventricules de ce viſcère, elle eſt auſſi-tôt tranſmiſe au poulmon & aux autres parties de la machine par l'entremiſe des artères pulmonaires & de l'aorte, dont les diviſions ſont extrêmement nombreuſes ; elle ne peut point retourner ſur ſes pas ; des valvules établies de diſtance en diſtance en empêchent & ſervent à retarder le cours trop précipité du fluide qui, s'introduiſant dans les oſtioles & embouchures des canaux veineux, revient au cœur lentement & ſans avoir beſoin d'être pouſſé par le double mouvement de diaſtole & de ſiſtole, ſi vous exceptez dans la veine-porte & la jugulaire, reſſource admirable employée par la nature, parce que la circulation du ſang veineux ſe faiſant difficilement par la ligne aſcentionnelle, ce fluide fe ferait rendu dans le cœur très-lentement & aurait engorgé les vifcères ; on n'aura pas de peine à le concevoir, lorfqu'on réfléchira fur l'éloignement que l'on remarque dans l'homme, depuis fes extrêmités tant fupérieures qu'inférieures, jufqu'au réfervoir commun, lorfqu'on fixera fon attention fur les différens paffages & retraites que le fang arrofe ; il paraiffait dans l'ordre que cet agent principal reçut un fecours vers la fin de fa courfe.

La circulation du fang n'eft qu'une partie des fonctions de cette machine regardée comme hydraulique ; il fe fépare de toutes les artères & des veines une liqueur blanche, de nature vifqueufe, affez lente dans fon cours, à qui l'on a donné le nom de lymphe : elle paffe du torrent de la circulation dans des vaiffeaux petits, déliés, flexibles, qui communiquent plus avec les tuyaux artériels qu'avec les veineux ; cette humeur eft deftinée à la nutrition, l'accroiffement de toutes les parties fournit au cerveau, aux tefticules, aux glandes, aux différens organes la liqueur qui leur convient, qui les rafraîchit, les répare & les entretient dans l'exercice de leurs fonctions particuculières ; elle étend fes traits de bienfaifance fur les nerfs par l'entremife du cerveau, organe merveilleux, dont les qualités ne font pas encore affez connues, quoiqu'il foit digne des regards & de l'admiration de tous les Phyſiciens ; nous l'allons voir dans l'inſtant jouer un rôle principal dans le jeu de la machine inſtrumentale dont il me reſte à parler.

La ſeconde machine que j'ai annoncée eſt un véritable inſtrument, partie hydraulique par le ſuc nerveux, partie muſical ; il eſt compoſé d'une baſe très-ſolide, ce ſont les os du crâne, de la colonne vertébrale, du thorax, qui renferme un ſoufflet à deux ames ; c'eſt une eſpèce d'orgue naturelle que le Créateur a formée, qui a pour clavier deux rangées de dents placées à l'extrêmités des mâchoires ſupérieure & inférieure, pour tuyaux la trachée-artère formée par des cercles cartilagineux, des cordes vocales & des muſcles qui modifient les touches de l'air chaſſé des poulmons, comme l'on voit la langue fixée au commencement de l'œſophage régler par le tact de ſon extrêmité antérieure ſur les dents, ces ſons deſtinés à exprimer nos penſées ; cet inſtrument eſt enfin terminé par une eſpèce de pſaltérion, ſiége de la joie, du chagrin & de la mélancolie ; je veux dire le diaphragme qui clôt exactement la capacité du thorax ; mais les cordes principales qui font jouer cet orgue compliqué, ſont les nerfs fermement attachés au cerveau, à la moëlle allongée & à celle de l'épine dans tout l'eſpace compris entre la baſe du cerveau, c'eſt-à-dire, depuis les corps cannelés juſqu'à l'os ſacrum,

Ils fe répandent par-tout, exceptées quelques parties membraneufes, tendineufes, cartilagineufes, & la plus grande partie du cerveau, ce qui eft conftaté par une quantité d'obfervations & d'expériences qui lèvent les plus petits doutes que l'on pourrait encore avoir fur cette vérité fi conteftée.

Si le fang & les humeurs entretiennent, nourriffent, confervent les différens folides, procurent leur accroiffement, occafionnent auffi leur dépériffement, opèrent dans eux des changemens confidérables relativement à leurs qualités bonnes ou vicieufes, s'ils font deftinés à la plupart des fonctions principales, on peut dire que les nerfs abreuvés, foutenus, nourris par la lymphe fubtile qu'ils fourniffent, jouent un rôle des plus intéreffans; non - feulement ils font la cheville déterminante des mouvemens volontaires ou involontaires, mais ils font la fource des différentes affections de l'âme; la trifteffe & la joie qu'éprouve cette fubftance fpirituelle, les déterminations plus ou moins variées de fa volonté, les mouvemens qui s'excitent dans toute la machine, ceux-même que l'on range dans la claffe des crifes, enfin, les différens états de l'âme confidérée comme paffive, dépendent des fenfations plus ou moins vives dont elle eft affectée; les objets extérieurs font fur les nerfs des impreffions plus ou moins marquées ; ils font les vrais muficiens, dont la touche agréable ou défagréable dans le phyfique & le moral, fait jouer l'inftrument mufical dont je viens de parler d'une manière avantageufe, utile, ou bien nuifible & difgracieufe, d'où réfultent un certain nombre d'effets, finon mortels, au moins fort chagrinans & tendans à rompre le parfait équilibre, qui règle notre exiftence plus ou moins affermie ; & fi nous la confiderons comme active, les penfées qui l'agitent exciteront dans l'économie animale des mouvemens relatifs à la joie, au plaifir ou à la douleur & au chagrin ; dans l'une & l'autre de ces circonftances, l'âme étant alors le muficien, fi fes touches font différemment modifiées, l'inftrument agira auffi différemment, & fon influence, fur l'exercice des fonctions, fera fi puiffante qu'elles peuvent être totalement troublées ou rétablies dans leur premier état, ou enfin entretenues, confervées dans une excellente pofition pendant plufieurs années, fans être aucunement dérangées n'y altérées ; c'eft pourquoi, nous voyons journellement que l'harmonie qui doit régner dans cet inftrument fait les délices de notre vie, & que pour peu qu'elle foit interrompue, on voit naître des accès de mélancolie, de vapeurs alarmantes par des mouvemens convulfifs, & de jactactions de nerfs qui en font inféparables, de fauffes digeftions fatiguantes, entretenues par la préfence de l'air, qui fe fixe dans le ventricule & le canal inteftinal, des accès épiléptiques qui jettent un poifon fur les jours de l'homme, qui devrait être le plus heureux & le plus fain. Ce ferait, je l'avoue, un très-grand mal, fi la léfion des nerfs ne faifait tort qu'à eux, mais comme le jeu des ces organes & le fluide qu'ils renferment déterminent tous les mouvemens, même ceux des vaiffeaux fanguins, & que réciproquement la circulation du fang & de la lymphe bien établie, les nerfs fe trouvent dans la meilleure difpofition, nous ferons portés à conclure que la bonté des deux machines, hydraulique & inftrumentale, dépend de la parfaite harmonie qui règne dans l'une & dans l'autre ; & que comme la fièvre eft le figne le plus caractériftique du trouble arrivé dans la première, les mouvemens convulfifs & la convulfion feront la pierre de touche du plus où moins de dérangement arrivé dans la dernière, auteur de la voix, du chant, des plaifirs & du chagrin.

Voilà ce que nous avions à dire de la Convulfi-bilité, dont l'idée, fi elle n'eft pas complette, fait affez connaître que les parties fur lefquelles cette puiffance exerce fon empire, font dans un état contre nature par le trouble excité dans le fyftême nerveux

& le cours de son fluide, cause des mouvemens convulsifs & des convulsions.

Après les idées générales que nous venons de donner de la sensibilité, de l'irritabilité & de la convulsibilité, il ne nous reste plus qu'à faire connaître, dans les Mémoires suivans, & notre correspondance avec M. Haller, les vérités que ces trois puissances nous ont donné lieu de découvrir jusqu'à ce jour.

A Auxerre, le 24 Mars 1786.

MÉMOIRE II.

Exposé des Expériences de M. TANDON, célèbre Anatomiste, fur les Parties fenfibles & irritables du Corps animal ; fuivi de Réflexions fur l'Incertitude de leurs réfultats ;

Lû le 15 Décembre 1755, dans une des Séances de la Société Royale des Sciences de Montpellier.

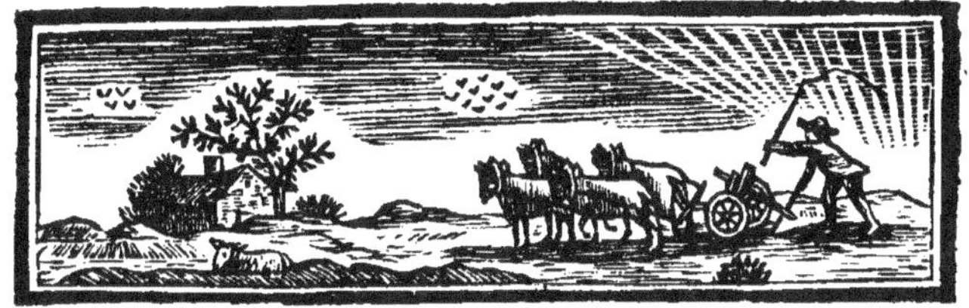

MÉMOIRE II.

SUR LES PARTIES SENSIBLES ET IRRITABLES DU CORPS ANIMAL.

SECTION PREMIERE.

Expériences de M. Tandon.

ON s'est assemblé le 17 Juin pour procéder aux Expériences qu'on projetait de tenter, & vérifier la savante Dissertation de M. Haller sur la Sensibilité & l'Irritabilité des parties du Corps animal : M. *Zimmerman*, que son zèle pour le progrès de la Médecine & l'amour du vrai avaient engagé à suivre les traces d'un si célèbre Professeur, avait mis au jour une fort belle thèse latine, à-peu-près analogue à l'ouvrage dont nous venons de parler, & qui, l'année précédente, avait occafionné beaucoup d'expériences; les fentimens de fon Préfident y femblaient trop bien appuyés pour qu'elle parût indifférente & ne fût pas comprife dans les vues louables qu'on fe propofait; il fut en conféquence conclu qu'on s'affurerait de la vérité des faits annoncés de concert dans les deux Traités; l'entreprife était trop délicate & l'objet des recherches trop intéreffant pour ne pas exciter ma curiofité, & ne me pas porter à fatisfaire le défir que j'ai de m'inftruire; il s'agiffait de revenir d'anciennes opinions fur lefquelles on s'était fondé de tems immémorial: la nouvelle doctrine examinée & reçue dans tous les pays de l'Europe avec tant d'applaudiffemens les combattait de front, mais elles s'étaient trop bien fortifiées dans l'efprit de quelques-uns pour céder au premier échec: il reftait des armes à oppofer; auffi les ont-ils employées heureufement en apparence par la médiation de l'habile anatomifte, M. Tandon, Docteur en Médecine de cette Univerfité.

Je vais expofer, Meffieurs, le plus clairement qu'il me fera poffible, le détail de fes différentes tentatives fur plufieurs chiens qu'il a facrifiés à l'intérêt public, détail qui ne doit point paraître fufpect, puifque, de l'aveu même de M. Tandon, *il eft conforme au Mémoire qu'il a confulté pour la compofition de celui qu'il doit bientôt vous préfenter, & qu'il renferme des réfultats écrits jour par jour, fans préjugés*, & fur lefquels on peut d'autant mieux compter, que j'avance moi-même qu'ils font fujets à mille difficultés qui font l'objet de nos remarques, & qui empêchent tout homme judicieux de les regarder comme quelque chofe de fixe.

Expérience Iere. 17 *Juin* 1755.

M. Tandon voulant s'affurer fur un chien de la fenfibilité du pericrâne, commença par incifer les tégumens qui couvrent la partie antérieure de la tête, les fépara de la membrane qui devait être éprouvée, laiffa enfuite repofer le chien jufqu'à ce qu'il eut fini de crier, puis appliqua l'huile de vitriol fur trois endroits, 1°. fur la partie du pericrâne qui répond au fommet de la tête; 2°. fur celle qui fe trouve près du mufeau à la partie antérieure du coronal; 3°. fur le feuillet qui revêt le mufcle crotaphite : même fuccès dans ces trois tentatives; l'animal donna de vives marques de fentiment.

Expérience II.

Dans la feconde Expérience faite fur le même fujet, après avoir dégagé le tendon d'Achille de fa gaîne qui parut fort fenfible, M. Tandon mit du papier immédiatement par-deffous pour le féparer du refte de la jambe; les deux parties qui le compofent paraiffaient à découvert; après un moment de repos, il fit tomber une goutte d'efprit de vitriol fur la partie tendineufe; on pouvait à peine retenir le chien, tant la douleur était grande; mais comme il avait jeté un cri dans le même inftant qu'il avait été touché, je ne parus pas convaincu de la vérité du fait; en conféquence de ma repréfentation & de celle de quelques-uns de la compagnie, il réitéra les épreuves fur la même partie, & toutes les fois, le fentiment de douleur fe fit appercevoir.

EXPÉRIENCE III. 18 *Juin.*

LE lendemain il n'en a pas été de même; les tégumens externes de la tête, le pericrâne & fa continuation dans l'endroit qui met à couvert le mufcle crotaphite, ce mufcle même, un mufcle cutané fitué à la partie poftérieure de la tête, ne donnèrent point, au grand étonnement des fpectateurs, des marques de leur fenfibilité, excepté une fois dans un coin de la peau, mais elle était fi légère qu'on aurait jugé qu'il chaffait une mouche qui l'incommodait.

L'inftrument n'ayant produit aucun effet, Monfieur Tandon fe fervit de l'huile de vitriol, mais auffi infructueufement; les tégumens, le tendon commun des mufcles folaires & gaftrocnemiens, leur attache fupérieure, le prépuce, le gland luimême, & quelques autres parties de la génération parurent entièrement infenfibles.

L'animal

L'animal, qui était vigoureux, revint enfin de son étrange phlègme; lorsqu'on lui coupa les tégumens du bas ventre, il jetta les hauts cris; l'huile de vitriol appliquée sur la membrane pituitaire fit à-peu-près sur lui la même impression, mais si tardive, qu'on désespérait presque de sa sensibilité.

E X P É R I E N C E   I V.   20 *Juin*.

M. TANDON, pour ne point courir le risque de travailler inutilement, opéra sur un petit chien tout jeune, réitéra les Expériences précédentes, enleva les tégumens communs de la tête qui ne furent pas indifférens à cette section; puis il irrita le péricrâne avec une épingle & la pointe du scalpel; le chien ne poussa pas des cris à chaque piqûre, mais par intervalle & si à-propos que tout le monde les attribuait au sentiment de la membrane; l'huile de vitriol fut appliquée, même résultat; les cris n'avaient pas lieu toutes les fois, mais de tems en tems, de manière que l'on soupçonnait que la douleur ne pouvait être produite par une autre partie.

L'opération chymique & méchanique faite sur le péricondre de l'oreille du même animal, lui occasionna une sensation assez désagréable.

Les ligamens capsulaires de la jambe droite, le périoste de l'os de la cuisse, le tendon de l'extenseur de la jambe ont témoigné qu'ils étaient sensibles.

EXPÉRIENCE V. 21 *Juin.*

M. TANDON se servit d'un chien assez gros qui ne
fit aucuns mouvemens au commencement de la section des tégumens communs & peu sur la fin ; le
péricrâne fut vainement irrité avec l'érine, une
épingle & l'huile de vitriol, excepté cependant à la
partie postérieure de la tête ; dans cette seule occasion,
l'animal fit un cri léger ; la peau fut éprouvée ; les
cris redoublés marquaient sans équivoque le sentiment de ce tégument.

Le même jour, M. Tandon procéda à l'opération
du trépan ; parvenu à la seconde table, il voulut
savoir si le diploë était sensible, il ne le parut pas,
quoiqu'imbibé d'huile de vitriol ; il continua à faire
le trépan ; la couronne enlevée, il jetta quelques
gouttes d'huile de vitriol sur la partie de la dure-
mère qui paraissait ; l'insensibilité se faisait remarquer
& on l'allait infailliblement conclure, s'il n'avait
passé, par l'espace que laissait la couronne, une érine
pour éprouver la membrane qui, pour lors, causa par
ses déchiremens une douleur très-aiguë, & pour démontrer que cette sensation ne pouvait être attribuée
au cerveau qu'il fallait nécessairement presser tant soit
peu, il imagina d'enfoncer un tuyau de plume à la
profondeur de deux travers de doigt dans la substance
de ce viscère ; le chien qui tenait sans peine sa tête

élevée ne fit aucun mouvement qui annonçât la moindre douleur; l'érine retirée, il la glissa entre la substance corticale & la dure-mère; celle-ci, déchirée à différentes reprises, fit voir qu'elle n'était pas destituée de sentiment, comme le caustique semblait le persuader; de plus, pour démontrer à ceux qui pouvaient en douter, que le cerveau était insensible, il plongea plus avant un instrument qui, à certaine profondeur, ne produisait aucun mouvement irrégulier; pour lors, le chien entra en convulsion & revint peu de tems après; il irrita de rechef la dure-mère qui fut encore une fois douloureuse; ensuite, il enfonça une plume dans la substance du cerveau, sans que le sentiment fut apperçu; enfin, il pénétra jusqu'à la tente du cervelet, alors le sujet entra dans des convulsions si grandes que son col tourné en forme d'arc ne pouvait plus se remettre dans son premier état.

Expérience VI. 23 *Juin.*

Les Expériences furent répétées sur un petit chien très-jeune; M. Tandon coupa les tégumens communs; l'animal cria beaucoup dès que le péricrâne fut découvert, quoique cauterisé plusieurs fois avec l'huile de vitriol, irrité avec l'érine & des épingles, il fut insensible & ne donna aucun mouvement qu'on pût raisonnablement attribuer à la sensibilité; il n'y eut que fur le feuillet qui enveloppe le crotaphite qu'elle fe fit remarquer; la dure-mère n'offrit pas le même réfultat; on ne put l'irriter ni la piquer, fans que le chien ne témoignât la plus vive douleur; après l'avoir coupée en croix, M. Tandon paffa un petit ftilet dans la fubftance du cerveau à la profondeur de plus d'un pouce, fans aucun mouvement de la part de l'animal; mais il ne l'eut pas avancé plus loin, que le chien tomba dans des convulfions qui furent bientôt fuivies de la mort.

Les mêmes Expériences furent enfuite recommencées fur un gros chien; quoique la peau continuât à paraître fenfible, le péricrâne, de quelque manière qu'il fût touché, ne fit entrevoir aucun mouvement; la dure-mère ne fut pas plutôt cautérifée, que l'animal jetta de grands cris, on ne pouvait prefque l'arrêter; comme il était de belle taille & vigoureux, le ftilet fut enfoncé dans le cerveau à la hauteur de deux pouces à deux différentes fois fans aucune altération dans fon repos; mais on n'eut pas pénétré plus avant, qu'on fit naître des convulfions que la mort fuivit de près.

EXPÉRIENCE VII. 25 *Juin.*

M. TANDON voulant favoir fi la membrane qui couvre la moëlle des os était fenfible, coupa la jambe d'un gros chien, il paffa le ftilet dans la cavité de l'os appelé *tibia :* perfonne n'a pu douter de la fenfibilité de la membrane.

Expérience VIII. 27 *Juin*.

J'arrivai trop tard à l'amphithéâtre, les affiftans me rapportèrent que la dure-mère avait paru fenfible; M. Tandon trépanait lorfque je me préfentai; après l'opération, il ouvrit la dure-mère toujours fenfible, il imagina, pour s'affurer du point de fenfibilité du cerveau, de paffer dans fa fubftance un tuyau conique de fer blanc & de jetter fur le point du contact où la fenfibilité aurait lieu, quelques gouttes d'encre; cet induftrieux Anatomifte, mettant tout à l'épreuve pour réuffir, après avoir verfé fa liqueur, égorgea le chien au premier figne de douleur, & ayant tout de fuite fcié le crâne, il enleva le cerveau par tranches, & vit que l'encre avait coulé entre les couches des nerfs optiques & les éminences *nates & teftes* qui leur font poftérieures; il eft vrai que cette liqueur avait fufé dans un petit trou formé entre les couches & les tubercules quadrijumeaux antérieurs; mais les affiftans ont arrêté que le tuyau avait au moins pénétré jufques fur les routes médullaires, fans avoir procuré aucun fentiment dolorifique.

Expérience IX. 28 *Juin*.

M. Tandon voulant s'affurer plus à fond de la vérité qu'il foupçonnait, n'égorgea pas cette fois-là le chien; le crâne enlevé, il coupa par tranches la ſubſtance corticale & la médullaire , ſans qu'aucun ſigne de douleur ſe manifeſtât ; mais comme la mort ſuivit plutôt qu'on ne s'attendait , on ne put rien conclure , ſi ce n'eſt que le cerveau eſt inſenſible juſques ſur les couches des nerfs optiques.

E X P É R I E N C E X. 30 *Juin.*

M. T**ANDON** ayant un chien aſſez vigoureux & d'une taille aſſez avantageuſe , ſépara les tégumens de la tête , ſcia latéralement le crâne tout près du ſinus longitudinal ſupérieur , enſuite au - deſſus de l'oreille , & fit ſauter la portion d'os interceptée entre le ſinus & l'oreille ; la ſcie ayant endommagé le ſinus frontal , l'hémorragie ſurvint : il ferma l'ouverture , le ſujet ſe trouva ſoulagé & put reſpirer à ſon aiſe ; la dure-mère , dont la ſenſibilité s'eſt trouvé confimée de rechef , lui ſervit de règle dans cette occaſion : il voulut s'inſtruire de la ſenſibilité de la pie-mère , il la piqua , toucha , irrita , ſans qu'il fût queſtion d'aucune marque de douleur ; enſuite il leva le cerveau par tranches , jetta quelques gouttes d'huile de vitriol en divers endroits ; le chien cria à la vérité quelques fois , mais on s'apperçut qu'on touchait en même-tems la dure-mère , puiſque quand M. Tandon n'y atteignait pas , l'animal était tranquille : il continua toujours à trancher le cerveau ; l'hémorragie abondante empêchait de bien conſidérer ; le chien ſe plaignait de tems en tems : enfuite il coupa l'autre partie du crâne & finit par retirer tout le cerveau. Comme la mort n'était point encore venue, & que des mouvemens plus violens qu'à l'ordinaire agitaient le fujet de l'expérience, M. Tandon voulut profiter du tems pour reconnaître la fenfibilité de la moëlle allongée, en enfonçant plus ou moins le fcalpel dans cette partie qui fe termine en moëlle épinière ; le chien ne mourut qu'après plufieurs reprifes, lorfqu'on eut fait entrer l'inftrument dans le canal des vertèbres.

Expérience XI. 2 *Juillet.*

M. TANDON ayant encore un chien affez gros, lui fcia une bonne partie du crâne, ou pour mieux dire, tout le fommet & une partie de l'occipital; l'animal tomba apopleĉtique : on eut beau à trancher le cerveau, toucher la dure-mère, il ne fit prefqu'aucun mouvement; ceux qu'on appercevait venaient principalement du cervelet.

La même Expérience répétée fur un petit chien n'eut pas plus de fuccès, l'hémorragie ayant procuré une mort trop précipitée.

Expérience XII. 17 *Juillet.*

M. TANDON employa un chien tout jeune, à qui il enleva les tégumens, puis détacha les mufcles crotaphites, ſcia le crâne, ôta la calotte qu'il forme ; mais avant de la ſéparer en entier, il paſſa une épingle & le ſcalpel entre le crâne & la dure-mère ; il toucha celle-ci par haſard, le chien y fut ſenſible ; le crâne ſéparé, cet animal tomba auſſi-tôt dans un état ſoporeux, preſque tous les aſſiſtans crurent qu'il était mort ; le cerveau lui fut en grande partie enlevé ſans qu'il donnât des preuves de ſentiment ; il n'y eut qu'en piquant la partie des péduncules du cervelet qui s'avance vers les éminences ou tubercules quadriju-meaux, qu'il ſembla revenir de ſon ſommeil : il aboya, fit de profondes inſpirations & expirations ; on piqua le cervelet, le même mouvement s'y fit remarquer, la moëlle allongée & le cervelet furent ſucceſſivement éprouvés & le chien mourut.

Expérience XIII. 5 *Juillet*.

M. Tandon fit les Expériences accoutumées ſur la dure-mère, le cerveau & le cervelet ; la dure-mère continua à faire preuve de ſenſibilité ; l'enléve-ment du cerveau ne produiſit aucun mouvement, excepté dans la ſection de la ſubſtance qui compoſe les couches des nerfs optiques ; enfin le ſtilet en-foncé aſſez profondément dans le cervelet donna lieu à des mouvemens convulſifs qui faiſaient tourner le col de l'animal en forme d'arc ; on aſſure que le chien reſta encore vivant, je ne m'en ſouviens pas.

E' X P É R I E N C E   X I V.

Le même jour, les expériences de la dure mère ; du cerveau, du cervelet & de la moëlle allongée furent réitérées : même réfultat ; on vit que les mouvemens convulfifs commençaient, fitôt qu'on était parvenu à l'épaiffeur de deux lignes ou environ du cervelet & des autres parties dont j'ai fait mention ; ils ceffaient, lorfqu'on retirait l'inftrument.

E X P É R I E N C E   X V.   5 *Juillet.*

M. Tandon , craignant que l'hémorragie ne mit obftacle au defir qu'il avait de s'inftruire de la vérité, difféqua les artères carotides, les entoura d'un fil prêt à être ferré, & emporta le cerveau par tranches, fuivant fa méthode ; il parut infenfible, excepté cependant les éminences & les couches qui ne parurent donner des preuves de fenfibilité qu'à une ou deux lignes de profondeur, comme on vient de le dire ; le cervelet n'aurait pas même paru fufceptible de fentiment, fi, comme l'a remarqué un Anatomifte alors préfent, on avait fait pénétrer l'inftrument horizontalement ; il prétend avoir obfervé qu'il ne témoignait de douleur que lorfque le fcalpel était dirigé verticalement & qu'il pouvait porter fur l'origine des nerfs ou bleffer la dure-mère, c'eft ce que j'ai remarqué quelquefois, fans cependant pouvoir me flatter d'avoir fait le premier cette obſervation ; dans le cerveau du chien ſur lequel on opérait, j'ai apperçu deux nerfs qui partaient de la baſe du crâne & allaient oblique-ment ſe rendre de l'autre côté en montant ; je les ai vu ſuſpendus comme une corde qu'on attache-rait aux deux extrêmités d'un arc, qui repréſente-rait la baſe du crâne ; lorſqu'on les coupait, le chien faiſait des mouvemens, qui démontraient qu'il ſouffrait, quoiqu'expirant.

EXPÉRIENCE XVI. 13 *Juillet.*

M. TANDON appliqua ſur la partie tendineuſe des muſcles ſolaires & gaſtrocnemiens, les cautères ac-tuels & potentiels, comme le fer chaud, la cire d'eſpagne, l'huile de vitriol ; il n'y eut de la part du chien qu'un faible mouvement ; on était ſurpris & l'on penſait que le fer n'était pas aſſez chaud ; un des aſſiſtans le fit rougir à la lumière d'une chan-delle ; tout ſentiment diſparut, le péricrâne eſſuia le même ſort, de quelque façon qu'on s'y prit pour réuſſir ; on ne put tirer aucune plainte, on fit tomber enſuite de la cire d'eſpagne ſur les muſcles, l'animal ſçut bien témoigner la vive douleur qu'il reſſentait.

EXPÉRIENCE XVII.

LE même jour, M. Tandon ſacrifia deux petits chiens de deux ou trois jours, pour ſavoir ſi le

cerveau & le cervelet étaient absolument néceffaires à la vie; on leur ôta l'un & l'autre; je rou-
girais d'affurer qu'ils furvécurent beaucoup de minutes à cette cruelle opération; je ne remarquai
que quelques mouvemens, encore bien faibles.

Expérience XVIII. 19 *Août.*

Le démonftrateur fit avertir qu'il continuerait
fes leçons expérimentales; il travailla ce jour-là fur
les glandes, mit à nud la parotide, y appliqua
différentes fois le cauftique ordinaire; le chien ne
témoigna pas qu'elle fut capable de fentiment, ce
que l'anatomifte attribua au peu d'efficacité de l'huile
qu'il difait être fort ancienne, puifque verfée fur
un mufcle elle ne produifit aucun effet; la même
glande fut enfuite irritée avec l'érine & le fcalpel;
il s'éleva toutes les fois un mouvement qui faifait
foupçonner qu'elle pouvait avoir de la fenfibilité,
qu'il était aifé néanmoins d'attribuer au tiraillement des parties voifines; on paffa de là aux mufcles du bas ventre, pour s'inftruire de la fenfibilité
de leur aponeurofe; le fcalpel & l'érine furent mis
en ufage; l'animal ne fut pas toujours fenfible à
leur impreffion; ces faits demandent confirmation,
n'ayant point été témoin de cette expérience, non
plus que des fuivantes du même jour, parce que
je n'ai appris que le lendemain la convocation de

l'affemblée ; je les ai tirés d'un Journal qu'un de mes amis qui y affiftait a pardevers lui, & qui eft le feul que M. Tandon a pris pour règle de tous les réfultats.

EXPÉRIENCE XIX.

.M. TANDON voulut enfuite examiner combien durerait l'irritabilité du cœur & des mufcles après la mort; pour y parvenir avec toute la précifion poffible, il prit une montre en main, arracha le cœur de l'animal qui vécut encore, ou plutôt qui fe remua 30 fecondes ; le cœur palpita pendant 12 minutes ; après quoi on eut beau l'irriter, il ne donna aucun foupçon d'irritabilité ; le mufcle fléchiffeur de la jambe parut en même-tems évidemment irritable pendant 23 minutes, c'eft-à-dire, toutes les fois qu'on le poignardait avec le fcalpel, on obfervait dans la partie des mouvemens fpontanés. On faifait, dit-on, la même remarque, lorfqu'on l'irritait dans un endroit où il y avait un nerf notable, & même ces mouvemens fpontanés étaient plus forts, c'eft ce dont je doute.

EXPÉRIENCE XX.

LE même jour, M. Tandon eut un autre chien, dont il coupa le nerf crural & l'ifchiatique, pour favoir fi les mufcles étaient plus irritables, lorfqu'ils peuvent encore contenir du fluide nerveux, que lorfque leur communication avec les nerfs a été interrompue dès la veille; il coupa donc du côté de la cuiffe paralifée le long extenfeur, le piqua longtems avec le fcalpel; on ne découvrit évidemment rien qui approchât de l'irritabilité; enfuite il coupa un autre mufcle de la même cuiffe, qui ne donna que deux ou quatre fois du mouvement, que l'on pût, fans fe tromper, adjuger à l'irritabilité; le mufcle de la cuiffe faine coupé fit paraître des mouvemens plus forts, plus fréquens & plus durables.

Expérience XXI. 22 *Août*.

Je me trouvai préfent à la répétition de cette Expérience; M. Tandon avait paralifé à dix heures du matin la cuiffe d'un chien; le foir à fix heures il coupa de la même manière le mufcle fléchiffeur de la jambe paralifée, qui fe contracta dix-huit minutes, tandis que le même mufcle de la jambe faine fe contracta pendant vingt-fix.

Expérience XXII. 23 *Août*.

Après cette épreuve, on examina fur le même chien la fenfibilité des glandes parotides avec l'huile de vitriol; il n'y eut aucune fenfibilité apparente; cependant lorfqu'on tirailla cette glande & qu'on la lui coupa, il en fit paraître; même réfultat le len-

demain vingt-trois; l'huile blanchit, il ne put y
avoir que les doigts & les ciſeaux d'efficaces.

Dans la même ſéance, l'aponeuroſe des muſcles
du bas ventre fut irritée; elle ne donna qu'une fois
de légères preuves de ſentiment, quelque-tems même
après que l'huile de vitriol fût tombée, ſans doute
parce qu'elle avait pénétré juſques aux muſcles;
le ſcalpel offrit un réſultat contraire; jamais on n'a
pu diſſéquer ces aponeuroſes, ſans cauſer beaucoup
de peine à l'animal; le chien tué dans l'inſtant ſervit à une autre expérience ſur le nerf diaphragmatique qui, après l'ouverture de la poitrine, fut lié,
mais dégagé des endroits auxquels il était adhérent
par un tiſſu cellulaire; la ligature faite, on le preſſa
entre les doigts de haut en bas; le diaphragme incontinent après entra en convulſion, y reſta même
pendant la preſſion, fit pluſieurs vibrations qui ne
paroiſſaient ni ſi fortes ni ſi fréquentes, lorſqu'on
preſſait le nerf en ſens contraire; on continua la
preſſion de haut en bas & *vice verſâ*; pour lors il
n'y eut plus de différence dans les effets; les vibrations furent égales d'une façon & de l'autre.

Telles ſont les Expériences que M. Tandon a
tentées pour notre inſtruction; l'envie qu'il a de ſe
rendre utile, l'émulation qu'a excité en lui la pro-
fonde & belle diſſertation de M. Haller, l'examen
qu'il en a voulu faire pour s'aſſurer de la vérité des

faits qui en font la bafe, lui doivent être de sûrs
garants de nos éloges : la gloire qu'il s'acquiert
en marchant fur des traces auffi honorables que
celles qui lui ont été frayées, femble cependant les
affoiblir, en le mettant au-deffus de ce que notre reconnoiffance peut dicter en fa faveur.

Ces réfultats des Expériences de M. Tandon que
je viens de vous expofer avec tant d'impartialité &
qui ont fixé votre favorable attention, vous ont fans
doute, Meffieurs, déjà furpris & frappés étrange-
gement : fi l'on en compare le plus grand nombre
avec ceux que M. Haller annonce dans fon Ouvrage,
on ne peut prefque rencontrer une contradiction plus
parfaite; la candeur avec laquelle ce grand homme
femble produire les fruits de fes pénibles travaux, va
paffer dans votre efprit pour une de ces amorces
trompeufes, qu'un auteur ingénieux employe pour
les faire goûter à fes lecteurs ; vous n'allez plus reconnoître dans M. Haller qu'un fourbe qui tâche d'en
impofer au Public, & de donner du relief à une
réputation trop brillante & trop folidement établie,
pour fouffrir quelqu'altération ; fes Expériences répétées avec le même fuccès dans quantité de Villes célèbres, à Paris, à Rome, à Berlin, à Konisberg,
& dernièrement à Lyon, n'auront fervi qu'à fafciner
les yeux de ceux qui ne voulaient les adopter qu'après
un mur examen ; fa doctrine, embraffée avec tant
d'éloges, perdant tout-à-coup de fon crédit, ne va

plus vous paraître qu'un enfant de l'imagination, un
phantôme prêt à se dissiper; M. Tandon aura très-
heureusement paru sur la scène, pour retirer des
personnes d'un mérite le plus distingué, de la science la
plus consommée, des épaisses ténèbres qui les envi-
ronnent, & où ils se font volontairement plongés;
son Mémoire va donc vous être présenté pour porter
devant vous le flambeau de la vérité, détruire &
anéantir de beaux mensonges saisis avec tant d'avidité,
contre lesquels aucun Anatomiste, excepté lui, ne s'est
encore élevé; quelle obligation ne devez-vous pas,
Messieurs, lui avoir en votre particulier! le Public ne
peut qu'élever des trophées à son zèle, retirer de dessus
la tête de M. Haller, les glorieux lauriers qui le cou-
ronnent depuis si longtemps, & le nom de M. Tandon
doit être transmis avec faste dans vos annales à la pos-
térité la plus reculée.

Un moment, je vous prie, Messieurs, suspendez
votre jugement; mais que dis-je? Je m'apperçois
que ma raison s'égare; pourrais-je, sans passer pour
téméraire, vous soupçonner d'une crédulité trop tôt
hasardée? fut-elle jamais votre partage? ne s'accordant
pas avec vos lumieres, mit-elle quelquefois obstacle
au zèle que vous témoignez pour le progrès des
Sciences, zèle qui vous porta toujours à éloigner d'elles
les incertitudes qui en multiplient les imperfections?
ce n'est donc pas dans la crainte que vous portiez un
jugement trop précipité, & que vous condamniez
M.

M. Haller trop légèrement, & sans avoir donné
tous vos soins pour découvrir la vérité, que j'ose vous
adresser ces paroles, *suspendez votre jugement* : mais
c'est dans le dessein de prévenir les impressions que
pourrait faire naître un Mémoire offert avec les couleurs les plus favorables, impressions déjà trop vives
dans plusieurs des assistans qui vont jusqu'à les convaincre de faits dont ils ont été témoins, en faveur
desquels on ne saurait prononcer sans donner des preuves de l'inattention la plus condamnable, & de la
décision la plus injuste ; ne serait-ce pas cette raison qui
m'aurait engagé à informer M. Haller de ce qui se
passait à Montpellier? à lui envoyer un Mémoire cir-
constancié des résultats ci-dessus mentionnés, avec le
sommaire des remarques qui les apprécient à leur juste
valeur? Conduite que je n'ai pas laissé ignorer à Monsieur Tandon, à qui j'ai lu le Journal que j'avais tiré
de ses Expériences, pour lui prouver que j'agissais
à son égard impartialement ; ce Journal qu'il a voulu
faire suspecter pendant deux jours dans des lieux
publics, & qui l'a engagé à écrire à M. Haller,
parce que, disait-il, je lui enlevais une Expérience qu'il
soutenait la plus belle de celles qu'il eut faites, ce Journal, dis-je, ne s'est enfin trouvé contraire à ses
idées que dans une équivoque dont il prétendait que
M. Haller pourrait profiter; voici cette grave équivoque : j'avais écrit que *le cerveau parut insensible ,
excepté les éminences, nates & testes*, comme je l'ai

Tom. I.   H

dit plus haut, & dans l'expérience précédente, j'avais mis *qu'elles ne parurent senfibles qu'à deux lignes de profondeur.* Cette différence pouvait-elle lui faire croire qu'il y eut une équivoque ? ne fent-il pas la force des termes ? ceux-ci avaient-ils befoin de commentaire, & méritai-je d'être décrié dans l'efprit du Public & auprès de M. Haller, qui me rend trop de juftice pour croire que ne lui ayant pas célé ce qui allait même contre fon fentiment, je l'eus trompé dans cet article, & quand même il ferait vrai que j'aurais avancé que ces parties avaient donné des marques de fenfibilité, de quelle faute aurait-il à me reprendre ? Je m'en tiens au témoignage de mes yeux qui font mes feuls juges dans cette matière.

Vous voyez, Meffieurs, que ma conduite eft à l'abri de la critique la plus maligne ; je crois que vous ne blâmez pas les motifs qui l'ont dirigée ; j'ai voulu que M. Haller ne fut pas furpris, que Monfieur Tandon n'eut pas à me reprocher de l'avoir trahi, & que le Public ne jettât aucun foupçon injurieux à la differtation critiquée, avant de faifir le nœud de la difpute ; j'ai de plus voulu par cette voie parvenir à des éclairciffemens fur une matière des plus importante pour la Médecine, & principalement pour la Chirurgie, puifqu'elle tend à lui faire changer de face ; je ne cherche que la vérité, je fais mes efforts pour la faifir où je la trouve ; que ne

fe montre-t-elle clairement dans les Expériences de
M. Tandon? C'eft cette précieufe vertu déifiée par
les Payens, recherchée dans tous les états, le ferme
appui de notre religion, & à laquelle je m'attacherai
toute ma vie, qui me porte le plus puiffamment,
Meffieurs, à vous propofer mes doutes fur les faits que
M. Tandon peut tirer de fes Expériences, & qui,
fûrement induiraient en erreur des perfonnes trop
faciles à être captivées par les apparences; c'eft ce
que j'efpère que vous voudrez bien me permettre de
faire, mais le plus brièvement qu'il me fera poffible,
pour ne pas abufer de votre complaifance.

SECTION SECONDE.

Remarques sur les Résultats des Expériences de M. Tandon.

Pour que des Expériences Anatomiques sur des animaux vivans ne soient point suspectées, vous savez, Messieurs, qu'elles exigent plusieurs conditions essentielles ; ces conditions se tirent de l'artiste, du sujet qui doit servir à l'instruction, des moyens qu'on emploie & des circonstances qui peuvent faire naître des effets différens. Il faut, 1°. que l'animal, ou du moins la partie sur laquelle on travaille, ne soit affectée d'aucun vice, & que les parties qui constituent sa machine soient analogues à celles du corps humain ; 2°. Que l'habileté de l'artiste & son éloignement de tous préjugés soient reconnus ; 3°. Que les moyens méchaniques ou physiques dont on se sert soient efficaces, & n'agissent que sur le corps qu'on veut éprouver ; 4°. Enfin il faut qu'on fasse une scrupuleuse attention aux accidens qui peuvent survenir à ce qui se passe dans la partie, aux différens rapports qu'elle peut avoir avec d'autres, afin qu'on ne lui adjuge pas des résultats qui n'étaient dûs qu'au commerce réciproque, & tout-à-fait admirable, qu'on remarque entre les différentes piéces qui forment les corps vivans, d'où dépendent leur santé & leur vie.

Fondés fur ces principes, examinons fi nous pouvons les appliquer aux Expériences dont eft queftion ; je ne contefterai pas à M. Tandon fon habileté, je ferai toujours prêt à en faire l'éloge, je voudrais même être plus en état de fentir toute la délicateffe avec laquelle il a opéré. Pour le préjugé, qu'il eft difficile de le déraciner, quand il fe trouve autorifé par de célèbres Maîtres ! Je penfe qu'il en a fenti toute la force, puifque ne voulant pas prudemment fe confier à fes propres lumières, il a laiffé juge l'affemblée qu'il a cru devoir convier ; il eft vrai que fes tentatives n'ont pas toujours eu le fuccès qu'il en attendait ; que faire alors ? Il fallait fe foumettre aux événemens.

Les fujets que cet Anatomifte a employés ont continuellement été les mêmes ; une multitude de chiens ont été facrifiés à fon zèle ; la ftructure de leurs parties eft à-peu-près la même qu'on obferve dans celles du corps humain ; ils étaient tous en bon état, les uns grands & forts, les autres petits, tendres & jeunes ; quelques-uns des premiers à qui l'âge fans doute avait donné plus de courage, voyaient approcher la mort fans s'émouvoir ; vous auriez dit qu'ils étaient devenus ftoïciens ; le fcalpel ne pouvait leur arracher la moindre plainte ; les derniers senfibles au plus petit chatouillement, tremblaient comme des malfaiteurs à la vue d'une brigade qu'ils foupçonnent avoir leur fignalement; on ne pouvait les retenir même avant de les toucher; ils prévoyaient leur perte, la nature fouffrait pour lors, & femblait vouloir la prévenir; c'eft ce que j'ai eu occafion de remarquer plus particuliérement dans un petit chien fur lequel j'avais deffein de faire quelques expériences : je ne l'eus pas plutôt étendu fur la table, qu'il fe mit à crier : ce fut bien autre chofe lorfque je lui attachai les pattes & lui liai le mufeau, je ne pouvais le retenir; la perfonne qui m'aidait lui affujettiffait la tête : je fis une petite incifion au bas du ventre, pour faire fortir un bout d'inteftin que je voulais irriter de même que le méfentère : il ne me fut pas poffible de réuffir, le chien était dans des agitations violentes qui faifaient fortir l'inteftin de plus en plus; je le repouffai inutilement, je me déterminai pour lors à prolonger l'ouverture, tout le canal inteftinal déborda; comme l'animal ne ceffa de s'agiter, je n'eus que la fatisfaction de voir à mon aife les vaiffeaux lactés remplis de chile qui s'allaient rendre en manière de rayon vers le réfervoir commun, & vis avec plaifir ruiffeler la matière laiteufe, après avoir ouvert ce confluent; je mis enfuite la poitrine à découvert, puis j'arrachai le cœur qui palpita longtems, & qui recommençait fes mouvemens lorfque je l'irritais.

Je fais cette digreſſion, que je crois n'être pas inutile, pour prouver la difficulté qu'il y a de retirer quelque choſe d'aſſuré des Expériences qu'on fait ſur des animaux ſi délicats.

Les moyens que M. Tandon a mis en uſage ſont l'huile ou l'eſprit de vitriol, le ſcalpel, les ciſeaux, l'érine, les épingles, l'arbre du trépan & l'élévatoire qui lui ont parus aſſez actifs pour parvenir au but qu'il ſe propoſait.

Quant aux circonſtances, certaines ont pu n'être pas apperçues, qui rendent cependant les expériences entiérement douteuſes, incertaines & ſujettes à beaucoup de difficultés; l'attention ſingulière que j'y ai prêtée m'a mis en état de faire d'utiles remarques ſur un article dont dépend tout le ſuccès des expériences ci-deſſus énoncées.

Pour éviter l'obſcurité qu'entraîne néceſſairement après ſoi la confuſion, je crois devoir, dans une matière qui veut être touchée avec beaucoup de préciſion, d'ordre & de circonſpection, vous rappeller les parties qui ont été l'objet des recherches de M. Tandon; telles ſont la peau, les muſcles, leurs tendons & aponeuroſes, la gaîne qui les enveloppe, le péricrâne, les meninges, le cerveau, le cervelet, la moëlle allongée, les ligamens, le périoſte interne & externe de l'os & les glandes pour la Senſibilité; le cœur, les muſcles & les nerfs pour l'Irritabilité.

H 4

LA SENSIBILITÉ.

1°. La Senfibilité des deux premières eft accordée par M. Haller ; je ne m'imagine pas qu'on l'ait mife en conteftation : elle eft trop apparente, il faudrait être Pyrrhonien pour en douter.

2°. Les Expériences fur le tendon d'Achille ont été répétées quatre fois, il ne parut fenfible que dans deux occafions ; ce fut en vain que dans les deux autres on voulut l'irriter ; les cautères actuels & potentiels ne produifaient aucun réfultat favorable, à ce qu'on conjecturait ; on pourrait donc déjà, fans trop s'avancer, douter de fa fenfibilité *à pofteriori*, qui devient encore plus incertaine *à priori*. Leuwenhoek n'a pu découvrir avec fes microfcopes que quelques filets nerveux fur les tendons, mais qui n'en paffaient pas la furface ; M. l'Anatomifte avait fans doute détruit ces productions, lorfque cette partie ne faifait pas conclure en faveur de fon fentiment ; il devait donc agir toujours de même ; c'eft une attention à laquelle n'a pas probablement manqué M. Haller : j'ai moi-même tenté l'expérience fur le tendon avec un de mes amis ; à la vérité, la gaîne donna des preuves d'une vive douleur, lorfque je l'enlevais, fans pouvoir obtenir aucun mouvement, tandis que je cautérifais peu-à-peu la portion tendineufe ; mais je n'ofe rien conclure pour le tendon, parce que je n'ai

fait fur lui qu'une tentative, encore moins en faveur
de la fenfibilité de la gaîne pour les raifons que je vais
donner dans peu. Ajoutons à toutes ces chofes qu'en
féparant un jour les faifceaux tendineux, je rencontrai
une membrane celluleufe entre les divifions que j'ai
montrées à M. Tandon, qui pourrait faire fufpecter
fon Expérience ; à quoi cet Anatomifte me répondit
qu'elle était éloignée du point de contact : mais ne
pouvait-il pas fe faire que le cauftique en eût touché
de femblables plus voifines ? Il devait donc les dégager pour réuffir d'une manière convenable.

Je ne rapporterai pas l'obfervation de MM. Farjon
& Nougaret, Médecins de cette Ville, fur les tendons des grands & petits péronniers & de l'extenfeur
commun des orteils qui furent élevés avec une pin-
cette fans douleur & frottés avec du charpi fans que
le bleffé, dont la plaie était gangrénée feulement
à l'extérieur, fit la moindre plainte.

Les obfervations que peut rapporter M. Tandon
pour appuyer cette Expérience de même que les
autres, ne feront jamais d'aucun poids, attendu
qu'elles n'ont pas été ignorées par M. Haller &
qu'elles fe trouvent combattues par celles qui font
comprifes dans fa differtation.

3°. L'aponeurofe des mufcles n'apporte pas plus
de lumière contre M. Haller ; l'huile de vitriol a été
employée inutilement ; les inftrumens méchaniques

ont pu faire naître du fentiment dans fes expanfions tendineufes ; il faut avoir bien de l'adreffe pour les tirailler fans que la partie mufculeufe s'en reffente & ne partage avec elle, à caufe du voifinage, fa fenfibilité.

4°. Leurs gaînes n'offrent pas non plus à mon jugement une conviction dont il ne puiffe appeller ; elles font intimement adhérentes à la partie tendineufe ; mais nous avons dit plus haut que Leuwenoek avait vu des filets nerveux fur la fuperficie ; on doit donc, en levant ces tuniques avec le fcalpel, endommager ces petits corps, & par conféquent faire paraître de la fenfibilité où M. Haller affure qu'il n'y en a aucune : on apperçoit facilement que c'eft par cette raifon que je penfe incertaine l'expérience que j'ai faite moi-même fur la gaîne.

5°. Le péricrâne qui, dans les premières tentatives, ne laiffait prefque point douter de la douleur qu'il reffentait, lorfqu'on agiffait fur lui, n'a plus fait de mouvemens dans les dernières fur quelque fujet que ce fût ; je ne fais ce qui a procuré un fi grand changement, ou plutôt je m'étonne de ce qu'il a paru douloureux ; la peur y a pu contribuer, comme il arrive lorfqu'on fcie dans un homme vivant quelques os qui ne font pas fufceptibles de douleur ; ce qu'il y a de conftant, c'eft qu'on a été obligé d'avouer que cette membrane était totalement infenfible.

6°. Pour la dure-mère, sa sensibilité souffre de grandes difficultés; après avoir été découverte par le moyen du trépan, elle a été irritée avec le caustique, sans douleur; voyant que cela ne réussissait pas, on a passé l'érine entre la dure-mère & le cerveau, pour lors il n'est pas surprenant que le chien ait été tourmenté par les tiraillemens qui étaient assez considérables; le cerveau ne pouvait qu'être étrangement affecté; une fois même il est arrivé que l'animal ne fut pas plutôt touché qu'il tomba apoplectique; après avoir scié une partie du crâne, la membrane éprouvée a fait crier le chien, on devait s'y attendre; le contact immédiat de l'air, les secousses violentes, compagnes d'une opération aussi cruelle, avaient dû causer dans le tems des révolutions étonnantes dans le viscère, dont les fibres étaient sûrement dans une extrême tension; un rien suffisait pour y occasionner la plus vive douleur; quand même on ne l'aurait pas touché, ce qu'on a remarqué devait arriver; l'enlèvement du crâne ne pouvait que présenter le même phénomène; d'ailleurs, il me suffit d'avoir vu couper la tente du cervelet, sans qu'il fût question de sensation désagréable, pour prouver combien peu cette expérience est assurée; M. Tandon lui-même ne pouvait revenir de sa surprise.

Une autre remarque qui fait évanouir l'expérience faite sur la dure-mère, se tire des deux nerfs qui portent immédiatement sur quatre points de cette membrane ; on ne peut, par conféquent, la tirer un peu fortement, fans ébranler avec la même propor-tion ces principes du fentiment ; d'après cela, eft-il étonnant qu'on ait infructueufement jetté de l'huile de vitriol fur cette enveloppe du cerveau, & coupé avec les cifeaux toute la tente du cervelet ? dans ces deux cas tout était prefque tranquille, & le mou-vement ne pouvait parvenir jufqu'aux nerfs en queftion.

7°. Le cerveau & le cervelet n'ont rien de plus certain ; M. Tandon n'a pu agir plus méthodiquement qu'il l'a fait ; il s'y eft pris de toutes les manières, & fes réfultats, quelques concluans qu'ils paroiffent, péchent toutes fois par les évènemens ; lorfqu'il ou-vrait le cerveau, il enlevait auparavant le mufcle cro-taphite, il n'avait pas encore achevé cette douloureufe opération, qu'on voyait fortir d'une artère méningée ou cérébrale, un fil de fang qui s'élevait à deux ou trois pouces, il avait beaucoup de peine à l'arrêter ; il fciait enfuite le crâne qui n'était pas plutôt détaché, que la partie fupérieure du cerveau ou de la dure-mère fe trouvait couverte de fang ; il l'effuyait avec un linge ou une éponge, pour que rien ne l'empêchât de con-tinuer l'expérience ; le cerveau qui avait été déjà fe-coué était encore comprimé & mis à fec ; l'animal devait être parfaitement apopleȼtique, & le vifcère ne devait paraître fenfible que dans les parties qui font elles-mêmes l'origine du fentiment ; c'eft la réponfe que j'hafarderais à l'objeȼtion de M. Jeaufferand ; que je ne vous diſſimulerai pas ; il avance en faveur du réſultat dans ſon cayer d'Expériences, qu'a conſulté M. Tandon, que ſi le cerveau était ſenſible par tout, il en ferait par conſéquent de même de la ſubſtance corticale, ce qui cependant eſt contraire à l'Expérience ; d'où il conclut que l'hémorragie ferait à tort ſoupçonnée d'apporter quelqu'obſtacle dans le cas ci-deſſus mentionné ; que ne propoſe-t-il plutôt ce raiſonnement ? Si le cerveau eſt inſenſible, parce que l'animal eſt dans un état d'apoplexie, pourquoi la dure-mère qu'on ſoutient incapable d'aucune ſenſation, donne-t-elle des marques de ſentiment ? Je répondrais, quelque captieuſe que paraiſſe l'objection, que la dure-mère ne peut être coupée avec le ſcalpel, enlevée, tiraillée, déchirée ſans communiquer de ſes ébranlemens au cerveau, ou du moins, à quelques-unes de ſes parties, qui ne ſont pas encore deſtituées de ſentiment, qui conſervent, malgré l'hémorragie, quelques eſprits, ou bien au cervelet qui n'eſt point tout-à-fait endommagé ; mais pour éviter une petition de principes, dont il pourrait me reprendre, j'oppoſerais un diſcours analogue au ſien ; ſi le cerveau eſt inſenſible, comme vous le ſoutenez, & ſi au contraire la dure-mère eſt ſeule ſuſceptible de ſenſibilité, les douleurs de tête continuelles, les inflammations du cerveau, les convulſions qui les ſuivent, occaſionnées bien des fois par des concrétions calculeuſes ou cartilagineuſes, produites dans différentes parties du cerveau, que vous prétendez privées de fentiment, devraient feulement provenir de la fenfibilité de la membrane : tant de célèbres Médecins fe font donc trompés lorfqu'ils accufaient le cerveau de fi grands défordres, auxquels la mort feule mettait fin; l'ingénieux & favant Auteur des Effais de Phyfique fur les parties du corps humain & leur méchanifme, ferait donc tombé dans la même erreur, quand il dit dans le chapitre de l'action du cerveau, (pag. 671.) *fi l'on comprime le cerveau, ou que l'on coupe jufqu'à la fubftance médullaire, l'action volontaire des mufcles eft intérrompue, la mémoire & le fentiment s'éteignent ; mais la refpiration & le mouvement du cœur fubfiftent.* Il fuit donc de ce principe que la fubftance corticale eft l'origine du mouvement & du fentiment des mufcles & des autres parties ; or, fe pourrait-il faire que cela fût, fans que cette fubftance n'eût fa portion dans ce qu'elle communique à d'autres ? Le grand-Boërrhaave nous en aurait donc impofé, lorfqu'il dit (parag. 712) *fi inflammationis cerebri figna prægreffa, fubfequitur convulfio, feré lethalis.* Qui fuppofe inflammation, comprend non-feulement l'engorgement des vaiffeaux, la tenfion, la tumeur, la chaleur, mais auffi la douleur ; il ne faut que pofféder les premières notions pour en être convaincu. Le célèbre & profond Van-Swieten fe ferait donc accordé avec lui dans ce préjugé, il s'explique clairement là-deffus dans le commentaire de ce paragraphe. Voici ſes paroles : *Tota enim ſpes curæ in cerebri inflammationibus conſiſtit in eo, ut benignâ reſolutione concretum inflammatorium in fluorem redigatur ;* & plus bas : *Signa autem inflammationis cerebri ex illis haberi poſſunt quæ de inflammationis ſignis generalibus dicta fuerunt.* J'apporterais quantité d'autorités qui confirmeraient le ſentiment de ces grands hommes ; la relation des ouvertures de cadavres me fournirait plus d'une preuve convaincante de la ſenſibilité du cerveau ; en comparant ce qu'on a découvert avec les maladies qui traverſaient le cours de leur vie, on verrait que la dure - mère avait moins de part à ces dérangemens que le cerveau ; mais je craindrais d'entrer dans un détail trop faſtidieux ; il ſuffit d'avoir vu couper la tente du cervelet ſans douleur, & de faire attention aux accidens qui ont accompagné les opérations faites ſur le viſcère ſi néceſſaire à la vie dont nous parlons, pour tirer une induction peu favorable à l'objection & au réſultat des expériences.

Que peut-on conclure de-là ? pourrait-on dire, par exemple, avec quelque ſûreté, que les maux de tête dépendent de l'engorgement des membranes ? aſſurément on peut le ſoutenir, mais ce n'eſt pas en elles qu'ils conſiſtent, c'eſt-à-dire, qu'il ne faut pas chercher en elles le ſiège de la douleur ; elles ne ſont que des cauſes déterminantes ; c'eſt par compreſſion qu'elles les produiſent ; voilà du moins le ſentiment le plus probable.

On dira peut-être que dans les cadavres des maniaques, on a trouvé les méninges endurcies, & que ces membranes étaient la cauſe de la continuelle douleur qui les tourmentait avant la mort, mais il faut faire attention que le deſſéchement & l'endurciſſement des méninges n'étaient tels, que conſéquemment au vice primitif du cerveau qui fut toujours trouvé tendu, deſſéché, le plus ſouvent endurci.

8°. Les expériences faites ſur le cervelet, par leſquelles il paraît conſtant que la partie extérieure eſt inſenſible, deviennent trop douteuſes par les changemens qu'il éprouve néceſſairement, pour les regarder comme quelque choſe de fixe ; l'animal eſt dans un état ſoporeux ; s'il fait des mouvemens, ce n'eſt pas la douleur qui les cauſe ; c'eſt un mouvement machinal qui ſe fait appercevoir de tems en tems ; c'eſt la nature qui de momens à autres redouble d'efforts pour conſerver un reſte de vie, mais qui ſe manifeſte heureuſement dans le tems que l'on touche ce viſcère, & ce après avoir enlevé le cerveau ; car je ſuis perſuadé que ſi l'on touchait le cervelet immédiatement, l'animal tomberait en convulſion.

On dira peut-être que ce que je viens d'avancer

eſt

eft imaginaire, la preuve en eft claire dans l'expérience même de M. Tandon, qui, une fois après avoir
enlevé la plus grande partie du cerveau, obferva avec
furprife le chien aboyer comme dans l'état naturel ;
je vous avoue, Meffieurs, que je ne pouvais revenir
de mon étonnement ; mais cependant le chien fit
auffi-tôt de longues infpirations & expirations, ce
qui marquait qu'il fouffrait beaucoup ; ce que je
viens de dire du cervelet ; on peut l'affurer de la
moëlle allongée ; mais à parler avec équité, il eft
impoffible de donner quelque chofe de pofitif dans
une matière encore bien obfcure.

9°. Les expériences qu'on a tentées fur le tendon
de l'extenfeur de la jambe ; le ligament capfulaire &
le périofte, ont été trop précipitées pour conclure en
faveur du réfultat ; à peine ai-je eu le loifir d'examiner l'opération qui demande pourtant une attention fingulière, par rapport aux circonftances, &
une grande adreffe de la part de l'Anatomifte pour
ne rien confondre.

10°. La fenfibilité de la membrane interne de l'os
n'offre rien de plus décifif ; M. Tandon aurait dû
auparavant laiffer repofer l'animal, jufqu'à ce qu'on
ne put pas raifonnablement attribuer à la fenfibilité
des mufcles de la jambe coupée le fentiment qu'il

a cru venir de la membrane ou périoſte qui entoure l'os dans ſa cavité intérieure.

11°. Les glandes ne ſont point ſenſibles, c'eſt un fait inconteſtable ; la baſe de la parotide a dû le paraître, par rapport à une portion de nerfs qui y aborde.

12°. Avant de finir cet article de la ſenſibilité, il eſt bon d'avertir M. Tandon de diſtinguer ce qui n'appartient qu'à la ſenſibilité d'avec ce qui eſt du reſſort de l'irritabilité ; c'eſt un article ſur lequel il me ſemble qu'il s'eſt un peu négligé.

13°. Les tentatives qui doivent décider la queſ- tion, ſi le cerveau & le cervelet ſont abſolument néceſſaires à la vie, ſemblent faire conclure pour l'affirmative, ſans craindre de ſe trop avancer ; les animaux n'en étaient pas plutôt privés qu'ils tour- naient le col en forme d'arc & rendaient les derniers ſoupirs.

L'IRRITABILITÉ.

14°. PARVENU maintenant à ce qui concerne l'Irritabilité, j'en vais dire deux mots : les muſcles & le cœur ſont irritables, point de difficulté à ce ſu- jet, tout le démontre ; pour les nerfs, j'ai vu toutes les

fois qu'on a preffé le nerf diaphragmatique, le mufcle
entrer en convulfion, foit que la preffion fe fit de bas
en haut, foit en fens contraire, mais il ne s'en fuit
pas que le nerf foit irritable ; lorfqu'on l'a preffé, on
a ébranlé le diaphragme & fait naître fes mouvemens.

Il vous paraîtra peut-être furprenant, Meffieurs,
que n'ayant pas affifté aux expériences fur l'irritabilité
du cœur, je prétende qu'il foit irritable quand il
ceffe de palpiter ; quoique le fait préfent fe contre-
dife, je puis être fondé à porter ce jugement, attendu
que le cœur eft un mufcle plus actif que tous les
autres du corps humain, & qu'il doit par conféquent
participer davantage à toutes leurs propriétés, *primum
vivens & ultimum moriens.*

15°. Quant à la dernière tentative fur laquelle
j'ai à parler, tout ce que je penfe déduire, c'eft
que le mouvement fubfifte même après que le mufcle
à été paralifé ; il eft vrai qu'il peut ne pas durer
auffi long - tems, puifque j'ai vu le mufcle privé de
fes nerfs fe contracter dix-huit minutes, dans le
tems de l'irritation, tandis que l'autre qui les avait
tous, pouvait exécuter fes mouvemens l'efpace de
vingt-fix ; mais je regarde ce réfultat comme bien
problématique.

Vous avez fans doute, Meffieurs, par ces petites

remarques compris de qu'elle importance il eſt d'être ſcrupuleuſement attentif à tout ce qui ſe paſſe dans les différentes opérations qui tendent à établir quelques faits : vous avez ſûrement en vous-même jugé , que l'incertitude des expériences de M. Tandon était trop bien prouvée , pour ne pas exiger de plus grands éclairciſſemens, que ce ſerait à tort, que quelques perſonnes, témoins de ces expériences, ſeraient prévenues contre M. Haller, qui a cherché dans tout ce qu'il a annoncé, moins ſa ſatisfaction que l'intérêt général ; ces perſonnes que j'ai quelquefois eu occaſion d'entendre, ſemblaient être perſuadées de ce qu'elles n'avaient ſaiſi que très-ſuperficiellement , tenaient en conſéquence des diſcours, qui n'avaient d'autre but que d'affoiblir dans les eſprits la haute idée que l'on conçoit de M. Haller ; pouvait-elle recevoir quelqu'atteinte dans cette occaſion ? Je vous en laiſſe juges. Ce n'eſt point ici le moment d'entrer dans une pareille diſcuſſion ; je n'ai eu d'autre but, Meſſieurs, que de vous expoſer le détail des expériences de M. Tandon, avec la plus grande impartialité, de ſoumettre à vos lumières les réflexions que j'ai cru ne devoir pas omettre, & de vous témoigner en même-tems le zèle reſpectueux qui m'animera toute la vie , quand il ſera queſtion de vous offrir ce que je croirai pouvoir concourir au progrès des Sciences & en particulier de la Médecine ; c'eſt dans cette vue que j'espère employer tout mon tems à faire le recueil des observations de trois de mes ayeux, qui ont été jusqu'à présent en pure perte ; j'ose, même me flatter que vous ne dédaignerez pas, si de mon côté, je trouve occasion d'en faire quelques-unes, que je les joigne à ce travail que mon père a déjà commencé, & que ses différentes occupations ne lui permettent pas de finir.

J'achève en deux mots :

M. Tandon a écrit à M. Haller, sans détour, ni sans détail, que toutes ses Expériences étaient contradictoires à celles qui font l'objet de sa Dissertation ; il aurait eu raison de s'exprimer de la sorte, s'il eut suivi la même méthode qu'a employée Monsieur Haller pour produire des Expériences démonstratives, & s'il avait en même-tems trouvé des résultats différens qui ne pussent être détruits par aucune des circonstances dont j'ai fait mention, mais auxquelles sans doute M. Tandon n'a pas cru devoir prêter son attention ; car vous sentez, Messieurs, que pour s'avancer auprès de M. Haller d'une manière aussi affirmative, il s'est nécessairement fondé sur les résultats dont j'ai eu l'honneur de vous faire lecture ; c'est ce dont je me suis convaincu dans une partie de son Mémoire qu'il a bien voulu me communiquer ; d'ailleurs, il tendait à découvrir des vérités par le moyen de l'expérience ; la route était frayée ; s'en détourner , c'était se mettre dans le risque de s'égarer & d'arriver à un terme opposé ; s'il l'ignorait, M. Haller se serait fait un plaisir de la lui indiquer ; il ne peut être que très - glorieux d'être conduit par une personne qui s'est rendue recommandable dans la république des Lettres, & qui y brille avec tant d'éclat.

A Montpellier , le 14 Décembre 1755.

MÉMOIRE III.

RÉFUTATION du Syſtême de M. LE CAT, Secrétaire Perpétuel de l'Académie de Rouen, ſur quelques Parties Inſenſibles de l'Homme & des Animaux.

Préſenté à l'Académie Royale des Sciences de Dijon.

I 4

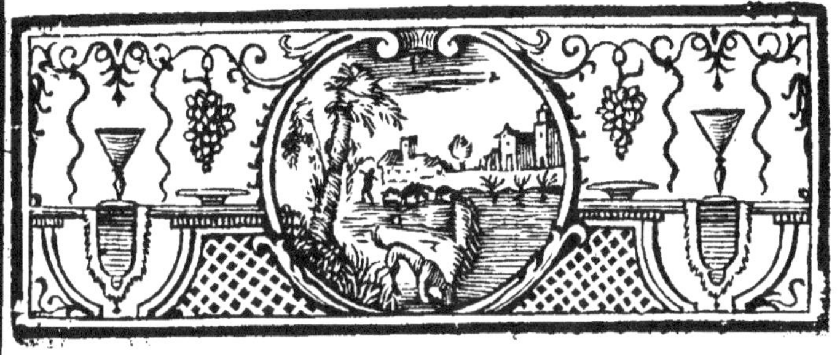

A MONSIEUR,

MONSIEUR HALLER,

Conseiller d'État, premier Médecin du Roi de la Grande-Bretagne à Gottingue, Chevalier de l'Étoile Polaire, Baron libre de l'Empire, ancien Gouverneur d'Aigle, ancien Directeur des Salines de Roches, Président de la Société Royale des Sciences de Gottingue & de la

Société Économique de Berne, Membre des plus célèbres Académies de l'Europe, Seigneur de Gumoens, le Jux & Esclagnens, &c. &c., Membre du Conseil Suprême de la Ville & République de Berne, &c. &c. &c.

MONSIEUR,

LES sentimens de respect & d'attachement que j'ai pour vous, me font prendre la liberté de mettre sous vos auspices ces opuscules ; ce sont des enfans que je chéris, parce qu'un goût particulier pour le vrai & pour les choses

utiles à l'humanité , leur a donné naiſſance ;
je ne puis leur donner un protecteur qui leur
ſoit plus favorable , puiſque tous vos Ouvrages ,
dont un ſeul immortaliſerait un Savant , ſe
diſtinguent par ces deux caractères. Daignez,
MONSIEUR , agréer cette légère offrande d'un
cœur reconnaiſſant de vos bontés ; que ſi quelques-uns de mes Ecrits ont eu de l'éclat dans
le Public littéraire , c'eſt certainement parce
que vous avez eu la bonté de les produire avec
les vôtres : ainſi , je penſe que ceux - ci ne
feront pas moins d'honneur à leur Auteur ,
lorſqu'ils feront préſentés ſous un nom auſſi
recommandable que l'eſt le vôtre dans tout le
monde ſavant & politique. Ce trait d'amitié
de votre part , ajouté à tant d'autres dont vous
m'avez comblé , peut bien me faire contracter

140

une nouvelle dette ; mais il ne peut rien ajouter
au profond respect avec lequel je serai toute
ma vie,

MONSIEUR,

Votre très-humble &
très-obéissant serviteur,
HOUSSET.

A Auxerre,
ce 25 Octobre 1768.

PRÉFACE.

JE croyais avoir démontré l'exiſtence du mouvement d'irritabilité dont jouiſſent les muſcles & les parties muſculeuſes ; je croyais auſſi avoir établi ſur les prin- cipes les plus ſolides, la diſtinction qu'on doit admettre entre la faculté que ces organes ont de ſe mouvoir involontairement & celle qu'ils ont de tranſ- mettre à l'âme, par le moyen des nerfs qui s'y répan- dent, les impreſſions que font ſur eux les agens exté- rieurs, d'où réſultent les ſentimens oppoſés de plaiſir & de douleur dont le principal ſiége ſe trouve dans toute l'étendue de la peau, qui, au moins dans l'hom- me, n'eſt pas compoſée de fibres muſculaires.

Cinq Lettres que j'avais écrites ſur cette matière, depuis le 20 Décembre 1756, imprimées avec les Mémoires de M. Haller, (édition de Lauſanne 1760.) approuvées avec éloge par ce grand homme, ſemblaient mettre mes ſentimens à l'abri de toute contradiction ; c'eſt pourquoi j'étais flatté, non ſeule- ment d'avoir avancé des vérités précieuſes pour la phyſiologie, mais encore de les avoir vu confirmées depuis par des Savans diſtingués, par MM. Borde- nave, Profeſſeur en Chirurgie, l'Abbé Fontana,

Antonio Caldani, Philofophe & Médecin de Bou-
logne, François Cigna, &c. citées comme décifives
& fans replique ; par M. Haller, dans fes réponfes aux
objections & fes élémens de Phyfiologie , enfin
reconnues telles par le confentement du Savant
Profeffeur , M. Zimmerman, que j'avais combattu
dans fon principe, qu'on a embraffé avec trop de
vivacité , pour ne pas confondre l'irritable & le fenfible , & ne pas faire dépendre l'un & l'autre de la
même caufe : je devais donc raifonnablement efpérer
que mes affertions feraient regardéescomme autant de
points de doctrine immuable , dont aucune révolution
ne pourrait diminuer la force ; dix années s'écoulérent
fans voir qui que ce foit s'élever contre ma prétention ; mais au bout de ce tems, M. le Cat, très-
habile homme en Médecine & en Chirurgie , m'ayant
fait part de fes differtations, j'y lus avec fuprife , qu'il
foutenait que notre irritabilité eft *une propriété renouvellée des Grecs* , une *vertu occulte* , que la vraie
irritabilité eft tellement dépendante du fentiment ,
que ce n'eft que par lui que fe contracte la fibre motrice ; qu'elle eft une fenfation ou une fuite de fenfation : il va plus loin ; il avance que les partifans de Monfieur Haller fe jettent dans une diftinction métaphyfique
entre l'irritable & le fenfible, diftinction non feulement
abftraite & incompréhenfible , mais même *révoltante;*
ce qui veut dire qu'en qualité de partifans de M. Haller,
nous nous fommes beaucoup fatigué l'imagination à

prouver l'exiftence d'une vertu occulte, & à former un fyftême métaphyfique, faux dans fes principes & dont les conféquences n'ont avec eux aucun rapport.

Sitôt que par une lecture bien réfléchie de la differtation de M. le Cat, je fus inftruit de fes fentimens, diamétralement oppofés aux nôtres, je m'empreffai de lui écrire, m'imaginant qu'il avait voulu me combattre en particulier, attendu que depuis l'impreffion du Mémoire Analytique de Monfieur Haller, je penfais être le premier qui eut prouvé *ex profeffo* l'exiftence du mouvement d'irritabilité, le premier qui eut combattu le principe de MM. Zimmerman, Lorri, Girard, &c. ; le premier enfin, qui eut démontré, à la manière des Géomètres, la différence que l'on devait mettre entre un pur mouvement connu depuis long tems, qui n'appartient qu'à la fibre mufculaire, & une faculté de fentir les impreffions extérieures qui n'appartienent qu'aux nerfs, qui fe répandent, il eft vrai, dans chaque filet mufculeux.

Je priai ce Phyfiologifte de m'inftruire, & de me faire connaître fi quelques-unes des propofitions dont je m'étais fervi dans mes Lettres en faveur de l'irritabilité étaient fauffes ; fi les faits qu'elles établiffent étaient conformes à l'ordre conftamment fuivi par la nature, ou s'ils s'en écartaient ; fi les inductions que j'en avais tirées n'avaient pas avec

elles un rapport immédiat : j'ajoutai qu'il fallait nécessairement que la chose fût telle, pour que sa critique
contre nos écrits fût de quelque poids; d'une part
je me tenais assuré de la solidité de mes sentimens,
& d'autre part, j'étais convaincu que je dissiperais par
le plus léger soufle le spécieux des raisonnemens, sur
lesquels il se fonde, pour nous faire passer comme
des gens abondans dans notre sens; ce Savant me fit
l'honneur de me répondre le 7 Octobre; il me
certifie qu'il ne m'a pas eu en vue dans ses réflexions, qu'avant ma Lettre, il ne connaissait pas
celles que j'avais adressées à M. Haller; que depuis
il a lu mes Expériences & mes résultats; que j'ai
traité la question à fonds, mais que ce sont, pour
ainsi dire, les mêmes faits, les mêmes inductions,
les mêmes raisonnemens que ceux de M. Haller,
ses disciples & de M. Bordenave entr'autres; qu'il
n'a composé ses réflexions que d'après le premier
volume des Mémoires imprimés en 1756, & les
remarques de M. Bordenave, insérés dans le Mer-
cure de Juin 1757, & qu'il n'a rien à y ajouter.

On voit par cette réponse que si M. le Cat n'a
pas eu connoissance de mes écrits, quoiqu'imprimés
avec ceux de M. Haller qu'il combat, il pense
d'après la lecture qu'il en a faite, les avoir suffisamment réfutés dans ses réflexions sur l'irritabilité;
c'est dire en deux mots que je me suis jetté, comme
les partisans de M. Haller, dans une distinction
métaphysique

métaphyfique entre l'irritable & le fenfible, diftinction non feulement *abftraite & incompréhenfible*,
mais même *révoltante.*

Je fais·très-bien que mes ouvrages peuvent n'être
pas connus de tous ceux qui cultivent les Lettres;
les écrits dont nous venons de parler, plufieurs obfervations confacrées dans les faftes de la Médecine, la
découverte de plufieurs machines chirurgicales, quelques differtations hiftoriques & Mémoires pour fervir
à l'Hiftoire Naturelle, voilà les feules productions
qui ont pu me faire connaître, peut-être plus chez
l'Etranger qu'en France; auffi je fuis bien éloigné
de me flatter de jouer dans l'empire des Sciences
un rôle confidérable; mais j'ai fait jufqu'ici mes efforts pour ne rien produire que d'inftructif & de vrai,
perfuadé que la multitude des ouvrages ne rend pas
un fujet plus méritant; mais bien l'importance des
matières qu'il traite & la vérité des faits, qui doit
l'emporter fur toutes les productions de l'efprit, quelque brillantes qu'elles foient à nos yeux; c'eft pourquoi, fi d'abord je ne me fuis pas élevé publique-
ment contre les fentimens de M. le Cat, c'eft par
une confidération particulière pour cet aimable
Confrère : je n'aurais pas même infifté à foutenir
la bonté de ma caufe, fi je n'eus craint de trahir
par mon filence les droits de la vérité, dans une
occafion où la differtation de ce célébre auteur
pouvait faire naître des doutes fur l'évidence de mes

principes ; ainſi pour m'acquitter d'un devoir auſſi eſſentiel , & faire en même-tems connaître à Monſieur le Cat, à quel point je conſidérais en lui l'homme de mérite, je pris le parti le plus prudent & le plus ſage , de prier Meſſieurs de l'Académie Royale des Sciences de Paris de vouloir bien être mes juges, d'examiner mes Lettres , de les comparer avec les réflexions de M. le Cat ſur l'irritabilité dite *Hallerienne*: je pouvais m'être trompé ; qui peut ſe flatter d'être à l'abri de l'erreur ? Mais nos écrits ſur ce point conteſté , pouvaient auſſi ne préſenter que des vérités , qu'il eut été fâcheux de voir mépriſées , dans le cas où j'aurais été condamné, comme dans celui où j'aurais eu l'avantage d'être approuvé : par ce moyen, j'évitais d'entrer avec M. le Cat dans des diſcuſſions polémiques, ſouvent fort diſgracieuſes, quoique ſur une matière des plus utiles, puiſqu'il ne s'agiſſait de rien moins que du principe de l'économie animale ; je n'interrompais pas le cours de ſes travaux, ſi précieux pour la ſanté de ſes concitoyens & pour le bien de l'humanité ſouffrante ; & je fourniſſais aux Auteurs du grand Dictionnaire de la Nation auſſi bien qu'à ceux du grand Vocabulaire Français, pour l'article *irritabilité*, des notions claires, que la critique & la jalouſie auraient attaqué infructueuſement.

L'illuſtre Préſident de l'Académie Royale des Sciences, & feu M. Macquer, qui m'honorait d'une véritable amitié, après avoir examiné conjointement mon projet, me marquerent qu'ils étaient d'avis de différer d'en faire part à cette compagnie, jufqu'à ce qu'ils m'aient prévenu que fuivant toute apparence, elle ne confentirait point à prononcer dans une queftion de cette nature, qui paraiffait ne pouvoir être décidée nettement par l'expérience & par l'obfervation, vu le trouble & le défordre total où fe trouvait l'économie animale dans les animaux fur lefquels on ferait obligé de faire les expériences.

Alors, je me mis en état de renverfer moi-même, par les raifonnemens les plus profonds & les autorités les plus refpectables, tout le fyftème de M. le Cat, auquel l'Académie de Berlin avait déféré tous les honneurs du triomphe : l'entreprife était délicate, mais l'amour de la vérité eft fupérieur à tous les obftacles ; c'eft elle qui toujours a dirigé ma plume : pouvais-je l'abandonner dans une circonftance où des ennemis puiffans cherchaient à l'anéantir ?

M. le Cat me pria de ne pas rendre mon Mémoire public, parce qu'alors, âgé de foixante-huit ans & donnant tous fes foins à réparer l'incendie de fa bibliothèque, il ne pouvait s'occuper d'aucune difcuffion littéraire ; il ne furvécut pas long-tems à ce terrible événement. En 1770, quelques tems après fa mort, M. Haller, à qui j'avais adreffé & dédié ma Differtation, voulut bien la faire imprimer à Laufanne, chez François Graffet, avec mon Mémoire

ſur le Traitement de l'Épilepſie, que je crois devoir
omettre ici, parce qu'il entrera dans mes Œuvres de
Pratique, & ſervira de ſuite à la Théorie de l'Épilepſie, que je vais expoſer tout-à-l'heure, comme
tenant à la Phyſiologie par l'action du cerveau. On
trouve des exemplaires de ces deux ouvrages à Paris
chez Cuſſac, Libraire. La nouvelle édition que je
donne de mon Ouvrage ſur les Parties Senſibles eſt
abſolument ſemblable à la première; j'ai cru n'y
devoir rien changer, perſuadé que j'ai ſuffiſamment
fixé les idées, & éclairé les Phyſiciens qui s'intéreſſent
aux progrès des Sciences & au bien de l'humanité.

A Auxerre, ce 5 Avril 1786.

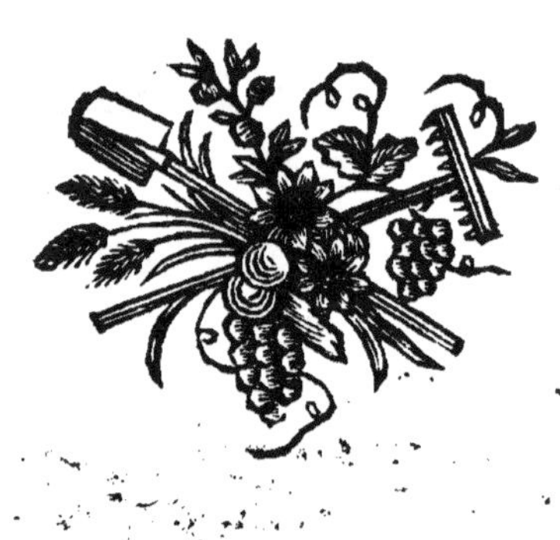

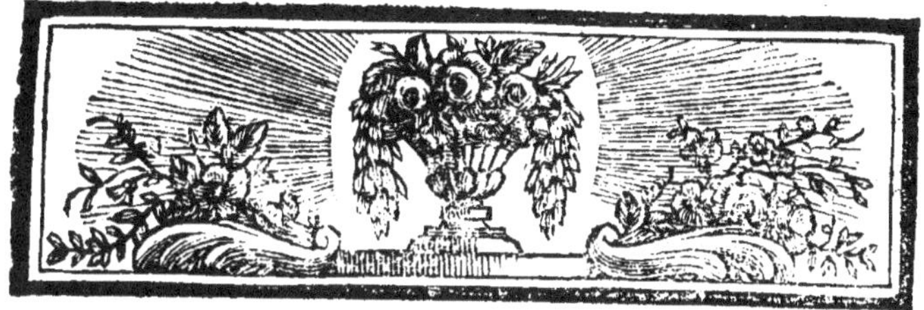

MÉMOIRE III.

SUR QUELQUES PARTIES INSENSIBLES DE L'HOMME ET DES ANIMAUX.

Tout m'autorifait à penfer que des Expériences faites avec la dernière exactitude, avec le deffein le mieux marqué de m'éclairer de vérités auffi curieufes qu'utiles, réuniraient les fuffrages des Savans, de manière à faire regarder la doctrine que nous avons annoncée comme inconteftable. Il s'eft trouvé néanmoins des Phyficiens, dont l'autorité eft très-refpectable, totalement oppofés de fentimens avec nous, qui, par expériences & obfervations, ont prétendu que ce que nous avions publié n'eft rien moins que vrai ; c'eft pour combattre en eux ce préjugé que je retouche encore une matière que je croyais avoir déjà affez amplement traitée, en leur rappellant les principes fondamentaux fur lefquels font appuyés nos effais fur les animaux ; je n'en imagine point d'autres plus propres à les convaincre, & je m'en fervirai pour faire naître en eux un doute falutaire fur la validité de leurs prétentions, & par fuite, affaiblir confidérablement la force de leurs objections ; par ces moyens nous pourrons parvenir à leur faire prendre la réfolution de s'éclaircir davantage fur une matière importante pour la Chirurgie ; nous parlerons plus pour l'intérêt de l'humanité, qu'en faveur de l'attachement à nos fentimens que nous facrifierions volontiers, fi la vérité n'était pas intimement liée à la caufe que nous foutenons.

J'ai prétendu dans ma premiere Lettre, qu'une partie devait être regardée comme fenfible, lors qu'éprouvée par des cauftiques ou des inftrumens tranchans, l'animal témoignait par fes cris ou par des mouvemens irréguliers, qu'il était tourmenté, molefté & dans un état contre nature ; les nerfs font les organes, fans lefquels cette faculté n'exifterait pas ; ainfi, par-tout où l'on reconnaît de la fenbilité, là on doit admettre la préfence du nerf, quelque petit qu'on le fuppofe, quand même on ne pourrait pas l'appercevoir par le moyen de la diffection.

Mais pour tirer un jufte réfultat, il eft néceffaire 1°. de dégager la partie de ce qui n'entre pas dans fa compofition ; 2°. d'éviter la léfion des parties voifines; 3°. d'attendre que l'animal foit dans un état de tranquillité parfaite; 4°. d'obferver fes différens mouvemens, afin d'éviter la confufion qui, fans cela, ne manquerait pas d'arriver; 5°. enfin, de réitérer fouvent les mêmes tentatives : fi l'on fe fert de cauftiques, il faut qu'ils foient énergiques & ne s'étendent pas au-delà de la partie éprouvée : à l'égard des moyens méchaniques, on doit foigneufement remarquer fi leur action ne fe communique pas plus loin qu'on ne le defirerait, fans quoi on pourrait tomber dans l'erreur, en attribuant à une partie la fenfibilité qui appartiendrait à une autre.

Les moyens que je viens de propofer font, je crois, les feuls vrais & efficaces qu'on puiffe imaginer pour éviter d'être trompé, lorfqu'on cherche fincèrement la vérité dans les expériences que l'on fait fur la machine animale dans la matière que nous traitons; car il ne s'agit pas feulement, pour fe concilier le fuffrage des favans & la confiance du public littéraire, de faire des tentatives, de les répandre avec cet air d'affurance, propre à féduire les ignorans, les demi-favans, ou les perfonnes préoccupées des préjugés anciens ou modernes; il ne s'agit pas non plus de fe rendre partifans de tel ou tel favant de réputation, pour fe donner une célébrité au dépens de la vérité; il faut chercher à s'inftruire folidement par toutes les voies que l'induftrie & la pénétration peuvent indiquer, fonder les fecrets de la nature & non pas les deviner, tirer des corrolaires immédiatement liés avec les phénomènes dont l'expérience nous a démontré la réalité pour former ensuite un corps de doctrine, & non pas se forger un système qui n'existe que dans l'imagination, mais que l'on tâche de faire valoir par la manière dont on procède dans les expériences.

Quiconque observera toutes ces règles, sera sûr de ne pas bâtir sur le sable, la nature découvrira avec plaisir ses mystères à cet homme qui travaille avec des intentions aussi droites, & qui n'adoptera pas ses sentimens se sera sûrement écarté de la route qu'il convenait de tenir & aura violé quelques-unes des règles que j'ai prescrites & que j'ai strictement observées dans le cours de mes Essais Anatomiques.

Tous nos Adversaires se sont-ils dirigés sur ces sages précautions ? Les préjugés anciens n'ont-ils point eu d'empire sur leur esprit ? N'est-il pas arrivé à quelques-uns d'eux, dans le dessein de combattre tel ou tel Auteur, d'instrumenter avec trop de précipitation ? D'autres, en confondant la sensibilité avec l'irritabilité, n'ont-ils pas regardé *irritable* ce qui n'était que *sensible*, ou bien sensible ce qui n'était que l'effet d'une irritation précédente sur une partie à qui on ne pourrait refuser cette qualité ? N'ont-ils pas approché dans l'expérience du tendon une liqueur caustique trop près du muscle dont il est une production ; & se servant d'un moyen méchanique, n'ont-ils pas tiraillé le mufcle avec l'inftrument, ou bleffé la peau qui l'entoure & y eft adhérente par le tiffu cellulaire ? ce qui ne ferait pas étonnant. Mes Lettres témoignent que faifant mes expériences fur le péricondre de l'oreille, lorfque je ne faifais qu'une incifion à la peau fans découvrir la fuperficie, le péricondre paraiffait fenfible, ce qui n'arrivait pas, lorfque j'enlevais prefque toute la peau qui le couvrait.

Quand on veut s'affurer de la fenfibilité ou infenfibilité du péricrâne, fi l'on verfe fur cette membrane quelques gouttes d'huile de vitriol, d'efprit de nître ou de beurre d'antimoine, on doit craindre avec raifon que ces liqueurs ne s'étendent fur les mufcles frontaux, temporaux, ou fur ceux dont les attaches fe trouvent fituées à la crête ou à côté de la crête de l'os occipital, c'eft-à-dire, dans toute l'étendue de la ligne tranfverfale de cet os ; or, ces mufcles font au nombre de cinq, que les Anatomiftes appellent fplénius ou maftoïdien poftérieur, le grand complexus, le grand droit, le petit droit, & l'oblique fupérieur ou petit oblique.

Il eft plus avantageux de mettre en œuvre les moyens méchaniques & de ne pas tirer le péricrâne avec trop de force, de peur d'intéreffer les parties charnues auxquelles il répond.

Ces confidérations particulières font abfolument

essentielles ; car si, en faisant l'expérience sur la dure-mère, on s'avisait de tirailler cette enveloppe du cerveau avec l'érine ou avec l'épingle, non-seulement on occasionnerait une secousse violente dans le viscère, mais on ébranlerait tellement la dure-mère, que la douleur & même les mouvemens convulsifs suivraient immédiatement cette opération, parce que d'un côté, on comprimerait la masse des troncs de nerfs qui sont logés dans la base du cerveau, & d'un autre côté, on blesserait quelques branches de nerfs qui communiquent avec la dure-mère dans sa partie inférieure, au lieu que si on employe quelques gouttes des caustiques fluides dont nous avons parlé, ils ne s'étendent pas ordinairement au-delà de l'espace marqué par la couronne du trépan, ils ne cautérisent qu'une portion de la membrane, n'occasionnent aucun ébranlement & facilitent plus qu'aucun autre agent les moyens de faire en toute sûreté l'expérience, non-seulement sur elle, mais encore sur la substance du cerveau.

Ces exemples que j'ai voulu citer pour convaincre les Physiciens de la nécessité d'user des règles que j'ai indiquées, sont assez lumineux pour qu'ils les regardent comme des principes dont ils doivent se remplir avant de commencer aucun essai sur la sensibilité, & si j'osais, sans paraître téméraire, porter mon jugement sur les expériences des Anatomistes qui sont les plus opposés à nos sentimens, je ne pourrais m'empêcher de dire qu'elles ne font fautives ou contraires aux nôtres, que parce qu'elles ne font pas appuyées fur ces folides fondemens; je dis plus, je parierais, fi je demandais à la plupart de ces hommes célèbres, s'ils n'ont pas violé quelques-unes de ces loix, qu'ils avoueraient ingénuement qu'ils ne les ont pas toutes obfervées. Ne trouvons donc pas étrange fi, le plus fouvent, ils ont cru voir dans la nature ce qui n'y était pas, & fi nous ne fommes pas d'accord avec eux dans les faits que nous avons expofés.

Pour prouver d'une manière évidente ce que je viens d'avancer, il fuffit de rapporter l'Hiftoire des expériences qu'à faites le très-favant Cœfareo Pozzi, Profeffeur en mathématiques à Florence, détaillées dans une Lettre qu'il écrivit le 30 Septembre 1755 à M. Antonio Laghi, Philofophe & Médecin. On ne faurait lire cet Ouvrage curieux, fans être touché des défavantages & des obftacles que cet Auteur rencontra dans fes premières expériences comparées avec les fui-vantes; il s'imaginait néanmoins avoir pris toutes les précautions que la prudence pouvait dicter à un homme qui cherche la vérité, dans le deffein de la faifir, lorfqu'elle fe montrera fans nuages.

M. Pozzi opère fur cinq chiens, animaux des plus fenfibles aux impreffions faites fur leur machine, il découvre leurs tendons, il pouffe le fcrupule, jufqu'à fe fervir de la loupe, afin que fes fujets fuffent dans l'état d'exactitude requis par M. Tozetti; tous, dans les différentes piqûres & incifions qu'il pratiqua fur ces parties, témoignent le fentiment de douleur le plus vif, par leurs cris, leurs plaintes & leurs agitations; mais il ne s'était pas malheureufement apperçu, que le tendon d'Achille formait un arc, pendant qu'on y faifait des taillades, & qu'il s'approchait des tégumens & des lèvres de la plaie.

Tout homme qui aurait été captivé par les anciennes opinions confacrées jufqu'à ce jour dans les faftes de la phyfiologie, fe ferait contenté des réfultats que fes expériences lui offraient, il avait pris, moralement parlant, toutes les précautions néceffaires dans la recherche des vérités phyfiques, excepté le défaut qu'il a remarqué & que tout autre aurait peut-être regardé comme trop léger, pour mériter une férieufe attention, en forte que ce phyficien, non feulement fondé fur l'expérience actuelle, mais encore fur les autorités anciennes & les mieux reçues, aurait publié avec l'applaudiffement général de nos adverfaires, fes effais fur la fenfibilité du tendon : cependant, il eft vrai de dire, que ce favant aurait indubitablement été plongé dans l'erreur, puifqu'obfervant une des loix que nous avons prefcrite, mais qu'il avait violé fans deffein, la nature fe ferait montrée dans la fuite toute autre qu'il ne l'aurait vue;

c'eſt pourquoi M. Pozzi , étonné d'une part de ce qu'un ſavant de la célébrité de M. Haller rendait publiques des aſſertions appuyées ſur ſes expériences tout-à-fait oppoſées à celles des Phyſiologiſtes anciens & modernes , ne le fut pas moins d'un autre côté , je veux dire , lorſqu'il s'apperçut que les réſultats de ſes tentatives confirmaient contre M. Haller les opinions communes , il avait pourtant de la peine à ſe perſuader , qu'un auſſi grand homme eut voulu compromettre ſa réputation & pour ainſi dire la ternir , en annonçant , avec le plus grand air de confiance , à ſes élèves & au monde littéraire des menſonges que le moindre ſouffle devait diſſiper ; combattu par des réflexions auſſi embarraſſantes , il prend le parti le plus ſage ; il penſe qu'en fait d'expériences , on a beſoin de les répéter ſouvent & d'enlever par les meſures les mieux concertées tout ſcrupule ſur les réſultats. Il commence par douter , il craint que le tendon n'ait pas été aſſez dégagé de la peau & ſes parties environnantes ; il ne s'en rapporte pas à ſa dextérité , il fait découvrir le tendon par un adroit Chirurgien , le fait mettre à nud , de manière à lui ôter toute communication avec les membranes qui paſſent pour ſenſibles , rend la plaie faite à la peau aſſez large , pour que ſes lèvres ne reſſentent aucune impreſſion pendant l'opération ; place un peu de ſoie ſous le tendon , puis ſe ſert d'un cauſtique pour l'éprouver , plonge le ſcalpel dans fa fubftance, le fend dans fa longueur, en coupe une portion avec des cifeaux, fans que l'animal pouffe la moindre plainte.

Cette expérience, quelque démonftrative qu'elle dût paraître, ne fut pas encore un fujet de triomphe pour M. Pozzi; il craignait toujours de s'être fait illufion. Il vérifie le fait fur fix autres animaux, deux chevraux & quatre chiens; coupe graduellement leurs tendons d'Achille, qui fe partagent en quelques portions; leur infenfibilité eft démontrée: de trois chiens, un refta boiteux, les deux autres furent parfaitement guéris. Après avoir traité leurs bleffures comme des plaies fimples, il y a à penfer, comme le remarque judicieufement M. Haller, que ces chiens en fe léchant fe feraient guéris d'eux-mêmes.

Voilà donc deux vérités phyfiques démontrées, l'infenfibilité du tendon & le peu d'altération que fa bleffure occafionne dans l'économie animale, contre le préjugé de tous les gens de l'art, qui croyaient que fa bleffure était mortelle.

Si M. Pozzi, comme on vient de le voir, éprouva des difficultés dans fes expériences fur le tendon, celles qu'il tenta fur le péricrâne n'en furent pas à l'abri. Cette membrane irritée & brûlée avec le fer rouge, percée avec un couteau, ne donna pas des marques de fa fenfibilité, tandis que brûlée avec

de l'efprit de nitre, l'animal tombait dans des convulfions, ce qui ne ferait pas arrivé fi cette liqueur
cauftique ne s'était étendue jufqu'à la peau; la dure-
mère parut auffi, tantôt fenfible, tantôt infenfible,
& ce dernier phénomène avait lieu, dit M. Pozzi,
parce que l'aiguille pénètre aifément jufques dans
la furface du cerveau, c'eft-à-dire, dans fa partie
corticale, & qu'il n'était pas pour lors merveilleux,
que les tremblemens & les marques de douleur fe
mànifeftaffent, mais on verra par la fuite que cette
raifon n'eft pas la plus victorieufe; mes tentatives
pratiquées fur le cerveau avec la plus grande attention & les moyens les mieux imaginés, lèvent tout
doute fur fon infenfibilité jufqu'à la fubftance des
corps cannélés & la démontrent fans réplique.

Tous ces exemples prouvent évidemment, que
pour chaque expérience, il convient non feulement
d'obferver les règles que nous avons indiquées, mais
encore qu'il eft néceffaire d'y employer l'agent le
plus propre à découvrir le vrai & le moins fufpeᵗ.
Ainfi chaque partie requiert un moyen particulier,
méchanique ou chimique, qui lui foit comme affeᵗé;
car il en eft, comme la dure-mère, qu'il eft dan-
géreux de tirailler, & que l'on exerce plus fûrement
avec les liqueurs âcres, d'autres que l'on coupe, perce,
que l'on arrache même fans douleur, comme le
péricrâne, fur lequel une liqueur cauftique ferait un
mauvais effet, en s'écartant jufqu'aux mufcles voi-

fins, comme je l'ai infinué plus haut ; d'autres enfin que l'on coupe, cautérife & pique impunément & que l'on ne peut tirer, comme les tendons ; parce que ces parties ne font qu'un prolongement & une continuation du corps mufculaire, que je regarde prefque comme le plus fenfible des organes qui compofent l'animal : mais un moyen qui eft commun à toutes les expériences pour éviter de tomber dans l'erreur, c'eft de laiffer au fujet deftiné aux épreuves un tems fuffifant pour le repos, après avoir préparé les parties aux opérations que l'on ne fera que dans un moment de tranquilité parfaite.

Quoique toutes ces précautions que nous avons décrites, nous aient parues fuffifantes pour être affuré de la folidité de nos réfultats, M. Pozzi va plus loin ; il ne veut laiffer à nos adverfaires l'ombre de prétextes : tel eft le carectère du vrai Savant. L'envie de s'inftruire à fond d'une vérité, lui fait employer les reffources les plus rafinées de l'induftrie ; encouragé par un fuccès que ces premières tentatives ne lui avaient pas donné lieu d'efpérer, il fait affembler dans le palais de M. le Comte Pierre Pierrelli, un nombre affez grand d'habiles Phyficiens & Phyfiologiftes, parmi lefquels on comptait Octavien Cametty, Profeffeur en Mathématiques, à Pifes ; Charles Guadagni, Profeffeur en Phyfique Expérimentale de la même Académie ; Angelo Gatti, Profeffeur en Hydrographie ; Ferdinand Foffi, Profeffeur

feur de Phyfique de Florence, qui avait déjà trouvé le tendon infenfible dans fes Expériences ; Xavier Manetti, Secrétaire de la Société Botanique, Intendant du Jardin Impérial, & celui qui fit découvrir à M. Pozzi ce défaut dont nous avons parlé, qui rendait fautives fes premières tentatives fur le tendon. A tous ces célèbres Profeffeurs, ajoute M. Pozzi, s'étaient joints Bernardin Pupigliani, Philofophe & Médecin ; Gefualde Banucci, qui avait vérifié quelques jours auparavant plufieurs Expériences de M. Haller ; François Toffetti, folide Médecin & Anatomifte ; François Pagnini ; Pierre Molens ; Michel Bianconni, très-habile Médecin, &c., dont partie étaient défenfeurs des fentimens de M. Haller, & partie dans des fentimens tout à fait oppofés. Il ne pouvait donc fe rencontrer une occafion plus favorable pour s'inftruire de la vérité, il fe trouvait parmi ces Savans des perfonnes toutes difpofées à contredire, fuppofé que les procédés euffent été fufpects, & les réfultats équivoques. On était dans le même cas où je me fuis trouvé à Montpellier, lorfque j'affemblai quelques Anatomiftes qui avaient figné avec la plus grande fécurité les faits que M. Tandon avait paru leur démontrer ; mais qui n'avaient pas remarqué comme moi les défauts qui caractérifaient fes Expériences : c'eft pourquoi feize chiens préparés dès la veille, furent facrifiés pour anéantir tous les doutes, que le partage de fentimens faifait naître dans les efprits ; chaque fujet était deftiné à faire connaître une vérité dans toute fon étendue : tous les affiftans avaient le même droit de M. Pozzi; ils pouvaient répéter après lui l'Expérience avec les moyens dont il s'était fervi, ainfi que je l'avais pratiqué avec mes collégues. Peut-il y avoir une conduite plus fage, plus droite ? elle annonce la candeur & l'éloignement le plus grand du préjugé auquel on fe livre trop fouvent avec facilité, fur-tout lorfqu'on s'imagine acquérir beaucoup de gloire en combattant un auteur célèbre.

Tous nos Savans ainfi affemblés, on leva les appareils que l'on avait travaillés, pour mettre les parties que l'on voulait éprouver à l'abri des injures de l'air, après avoir laiffé aux animaux vingt-quatre heures de tranquillité, pour que les plaies fuffent entièrement féchées. M. Jofeph Vefpa, Chirurgien du fameux Hôpital de Sainte Marie-la-Neuve, qui les avait ainfi difpofées conjointement avec M. Pozzi, fit paraître à nud la partie deftinée à l'Expérience : on travailla fur chaque chien en commençant par celui qui était confacré à l'épreuve de la dure-mère fucceffivement & toujours dans des momens de tranquillité. Il réfulta de toutes les opérations que le péricrâne, les tendons, la plèvre & le péritoine coupés, brûlés avec le cauftique & le fer chaud, n'avaient donné aucun figne de fenfibilité ; que la dure-mère, qui, au commencement était des plus fenfibles à l'impreffion du cauftique, par une bizarrerie fingulière,

était devenue infenfible, touchée avec les mêmes cauftiques ; & comme quelqu'un de l'affemblée fit remarquer que la force du cauftique avait bien pu ôter le
fentiment à la membrane, on répéta le lendemain
l'expérience : mais cette fois-ci, quoique l'animal fût
craintif & tremblant, on n'apperçut en aucune façon
que la dure-mère fut fenfible, ainfi qu'une portion du
cerveau qu'on perça avec une fonde. Ce jour là, la
Compagnie s'était accrue par la préfence de M. Antoine Cocchi, excellent Littérateur ; Jofeph Frugioni,
célèbre par fes travaux dans l'Hiftoire Naturelle ; &
les frères Collini, Médecins & fameux Anatomiftes.

Telle eft la route qu'a tenue notre Phyficien
M. Pozzi ; telle eft celle que doit fuivre tout homme
qui veut être éclairé par le flambeau de l'expérience :
il ne craint pas le nombre des témoins ; plus ils font
recommandables par l'étendue de leurs lumières, plus
il croit trouver en eux des reffources contre l'erreur.
Auffi M. Pozzi eut la fatisfaction de voir détruire en
lui fes anciens préjugés, & de fixer l'indécifion des
refpectables affiftans qu'il avait convoqués.

Ce qu'il y eut de bien remarquable dans une
de ces journées expérimentales, c'eft qu'il arriva à
M. Pozzi ce que j'ai vu arriver à l'amphithéâtre de
M. Tandon, à Montpellier. Un chien vif & robufte,
deftiné aux expériences des aponeurofes des mufcles
du bas-ventre, ne parut pas fentir le mal qu'on lui

faifait, après l'avoir bleffé dans plufieurs endroits fort fenfibles inutilemènt : il ne fe plaignit que médiocrement quand M. Vefpa lui coupa la jambe, ce qui fait conclure que la peur fait une impreffion fi vive dans la nature de l'animal qui prévoit fa deftruction, qu'elle lui ôte toute apparence de fenfibilité, ou, fi j'ofe m'exprimer ainfi, la fait éclipfer tout-à-coup.

On voudra bien me pardonner, fi malgré l'affurance que j'ai de la réalité des faits que l'Expérience m'a fait connaître & qui ont été rendus publics à la fuite des Mémoires de M. Haller, j'infifte dans le détail des précautions qu'il eft effentiel de prendre, pour ne pas tomber dans les erreurs de nos adverfaires. Si j'en ai prouvé la néceffité par des faits & des circonftances qui frapperont fans doute nos lecteurs, je les ai cru convenables à la bonté de ma caufe. Quand il s'agit d'éloigner des efprits les préjugés, que l'antiquité a comme confacrés, il faut pour ainfi dire fe replier, doubler fes forces pour porter la coignée jufqu'à la racine de l'arbre, & enlever le tronc que le laps du tems n'a que trop fortifié.

Que répliqueront déformais nos antagoniftes ? diront-ils, comme M. le Cat l'avance dans fa Differtation fur la Senfibilité des méninges, pag. 174, qu'ils font peu de cas des obfervations faites fur les brutes ? mais y penfe-t-on ? De tout tems les Ani-

maux ont conduit les Anatomiftes à la connoiffance
de prefque toutes les vérités Phyfiques Médecinales.
Ira-t-on faire fur l'homme des tentatives qui pourraient lui coûter la vie ? Les parties que l'on a
éprouvées jufqu'à préfent, font au nombre de celles
auxquelles, fuivant les anciennes opinions, on ne
pouvait toucher, & que l'on ne pouvait bleffer, fans
occafionner des convulfions & fouvent la mort. On
ne pouvait donc légitimement & fans crime, faire des
épreuves telles que le demande l'Anatomifte de
Rouen, à moins que des occafions favorables &
indifpenfables ne fe fuffent préfentées. Les animaux
étaient donc les fujets les plus convenables & les
plus à portée de fatisfaire la curiofité des Phyficiens ; d'ailleurs, comme nous le verrons, il ne
nous manque pas d'obfervations exactes affez autentiques pour oppofer à celles que M. le Cat nous
cite en grand nombre dans fon Ouvrage.

Mais, ajouteront-ils, les Expériences faites fur
des chiens, des chats, des moutons & autres animaux ne font pas certaines, puifque de votre confentement la peur & la crainte de la mort ou de nouvelles
fouffrances, les affectent au point de les rendre
prefqu'infenfibles. M. le Cat vous affurera, auffi
bien que nous, « qu'on les voit fe laiffer ouvrir
» le ventre fans fciller & faire des contorfions ef-
» froyables, lorfque vous leur ratiffez une côte qui
» n'a pas de fentiment ; il en a même vu fe laiffer

» paifiblement faire l'incifion cruciale , qui fe prati-
» que fur des tégumens très-fenfibles de l'aveu géné-
» ral , & qui criaient lorfqu'on leur trépanait le
» crâne , que tout le monde reconnaît comme
» infenfible ; enfuite ils ne faifaient quelquefois
» aucun mouvement quand on leur ouvrait &
» brûlait la dure-mère, que tant d'Expériences faites
» fur des fujets raifonnables lui ont démontré très-
» fenfible , » donc vos Expériences fur les animaux
font incertaines : par conféquent les Expériences que
l'on pratique fur les hommes font les feules qui méritent entièrement notre confiance. Je réponds à
cette grande difficulté, que je ne difconviens pas,
que la peur & l'étonnement d'un animal , qui a vu
périr devant lui fon femblable , & qui s'apperçoit
par le fang qui ruiffele fur la table anatomique , des
cruautés qu'on veut exercer fur lui , ne tremble de
maniere à verfer malgré lui de l'urine & à rendre fes
excrémens , que d'autres fois il eft faifi au point
de demeurer immobile. Ces exemples cités par
M. le Cat , Pozzi , &c. , dont j'ai augmenté le nombre ,
en rapportant celui dont j'ai été témoin dans l'amphithéâtre de M. Tandon & peut-être plufieurs autres ,
qu'il eft inutile de produire , ne font pas fi fréquens pour qu'on en puiffe conclure généralement
l'incertitude des expériences faites fur les animaux ;
parmi une multitude que j'ai vu faire, le cas eft
arrivé une feule fois ; les miennes n'ont point été

traverſées par cet accident. Eſt-il bien étonnant qu'un chien témoin du ſacrifice de quinze de ſes camarades, ſoit ſurpris par la frayeur ; il eſl bien plus merveilleux d'aſſurer, que les autres étaient tranquilles & ne participaient pas à ſon état : mais un bon obſervateur remarque cet accident, fait retirer l'animal juſqu'à ce qu'il ſoit ſuffiſamment repoſé, pour lors on ne peut plus alléguer la peur & l'étonnement en preuve contre le réſultat qu'il en tire. Concluons donc de là, que la première aſſertion de nos adverſaires n'a point de force contre nous, voyons ſi la ſeconde ſera péremptoire.

J'oſe avancer, & ma prétention paraîtra peut-être à M. le Cat & à ſes ſectateurs, un paradoxe, que les obſervations ſur la ſenſibilité des parties de l'homme, ſont au moins auſſi équivoques que celles qui ſont tirées de l'Expérience faite ſur les animaux, qu'elles ne ſont pas même ſi certaines ; que d'un autre côté, les obſervations ſur l'inſenſibilité des parties tant de l'homme que des animaux, portent avec elles un caractère concluant, dont les obſervations de nos antagoniſtes ne peuvent pas ſe parer malgré la diſtinction du poſitif & du négatif, que l'on voudrait faire valoir contre nous.

Premièrement, lorſqu'un Chirurgien entreprend ſur un homme l'opération du trépan, il coupe en forme de croix la peau qui couvre le péricrâne,

après l'avoir dégarni des cheveux qui y étaient im-
plantés ; voilà donc une opération des plus doulou-
reuses, dont tout le monde est ordinairement affecté, jusqu'à pousser les cris les plus aigus. La
douleur ne cesse pas tout-à-coup, elle est si grande
& l'idée que le sujet se forme de la suite de l'opération,
fait que son esprit est en même-tems frappé, troublé,
enfin agité à ce point de produire la fièvre ; & comme
il est de l'intérêt du malade & de l'avantage du Chirurgien de procéder & de terminer le plus promptement qu'il est possible la manœuvre, on doit s'attendre que dans le moment qu'on travaillera sur
le péricrâne, le malade jettera les hauts cris, qui
ne feront que le produit de la plus vive douleur
que la peau éprouve alors ; mais qui s'accroît à chaque instant, tant par l'impression que l'air fait sur
elle, que par le dégré d'imflammation qui survient.

Secondement, un aide Chirurgien étant obligé
de fixer la tête avec la main, la pression ne contribue
pas peu à entretenir la sensation : cet effet est indis-
pensable. Je ne trouverais pas extraordinaire que quand
on trépane le crâne, le malade ne continuât ses plaintes & qu'il n'y raportât sa douleur ; disons la même
chose de la dure-mère : un habile homme est si
prompt à exécuter son opération, qu'il est très-aisé
d'attribuer au péricrâne, à l'os, à la dure & pie
mère, au cerveau même, de la sensibilité que la peau
seule avait sûrement, qui conséquemment doit lui

être adjugée : on aura beau demander à celui sur lequel on opère, si telle partie que l'on touche est douloureuse, on doit se persuader qu'il répondra comme les malades de M. le Cat, *Eh oui ! Je le répète que oui*, ou bien « je le sens si vivement, » que je suis prêt à m'en trouver mal, mais je ne » dis mot, parce que les cris ne guérissent de rien, » & que j'ai pris ma résolution de souffrir ».

Si les aveux que cet homme célèbre a tirés de deux particuliers sur lesquels il opérait, ont été donnés dans le tems qu'il travaillait sur la dure-mère, sur le périoste, sur les aponeuroses, & que cependant le dernier malade lui ait assuré que l'incision de la peau lui avait été plus sensible; c'est qu'il se trouvait dans le cas de celui qu'on trépane, la douleur qu'il ressentait, lorsqu'il proféra ces paroles lamentables, était une continuation de celle que l'incision de la peau avait excitée, mais qui cependant n'était pas à un dégré si considérable, ou du moins ne le paraissait pas, parce que les premières impressions sont toujours les plus vives. Mais, dira M. le Cat, la réponse serait juste, si je m'en étais tenu aux expériences que j'ai faites dans le tems que je pratiquais l'opération du trépan sur le Manœuvre-Maçon Antoine Mabire ; mais les faits ne se sont pas contredits le lendemain, & le quatorzième jour que j'eus lieu de m'assurer plus particulièrement de la vérité, je veux dire, dans le moment où j'allais appliquer la plaque de plomb perforée & dans celui où je l'enlevai. La douleur dont se plaignait notre malade, lors de l'incision cruciale, ne subsistait plus, c'est pourquoi il n'y avait pas moyen d'erreur ; en conséquence, mon observation est positive & concluante en faveur de notre sentiment : donc au moins la dure‑mère a un degré de sensibilité que vous ne pouvez pas lui contester, si vous la refusez aux tendons & au péricrâne.

Pour répondre avec solidité & sans réplique aux inductions que M. le Cat paraît avoir droit de tirer de cette belle observation, il convient de suivre cet habile Artiste dans le cours de ses opérations. Cet Auteur, le jour de l'opération du trépan, enlève les pièces fracturées du crâne au nombre de neuf, dont deux étaient fort grandes, puisqu'une d'elles avait trois doigts & demi de hauteur sur trois de base, l'autre avait un pouce & demi de long sur un de large, les sept autres étaient d'une moindre étendue : *L'extraction de ces pièces fut, selon son aveu, très‑laborieuse & dura fort long‑tems ; le blessé fatigué, ajoute‑t‑il, après cette opération ne sentait, ni sur la dure‑mère, ni sur les tégumens, l'attouchement d'un cure‑dent ; l'esprit‑de‑vin seul appliqué sur la dure‑mère, renouvella ses douleurs & ses plaintes.* Quel résultat doit‑on tirer de l'apparition de ces phénomènes ? Un savant aussi éclairé, aussi pénétrant que l'est M. le Cat, aurait, sans le système de l'in‑ sensibilité qui lui est insupportable, raisonné ainsi :

l'extraction des pièces fracturées a été laborieuse, donc il n'est pas étonnant que la dure - mère & le cerveau ayent été vivement secoués & comprimés. Ne trouvons donc pas extraordinaire que la membrane & l'organe mentionnés ayent été comme anéantis, & que le sujet n'ait pas ressenti l'impression du cure-dent ; mais l'esprit-de-vin a rafraîchi & ranimé l'un & l'autre ; la connaissance est revenue au malade, & pour lors il a commencé à ressentir plus qu'auparavant la douleur que l'incision cruciale & la blessure faite aux muscles avaient fait naître : il est même fort heureux que les mouvemens convulsifs n'ayent pas succédé à ce terrible traitement.

Le lendemain du pansement, M. le Cat trouve le blessé plein de connaissance & de vigueur qui donne les témoignages les plus autentiques de la sensibilité, tant des tégumens que de la dure-mère ; il nétoye celle-ci avec de fausses tentes & en la lavant du sang épanché avec parties égales d'eau commune & d'eau de lavande, *le malade assure bien positivement qu'il sentait beaucoup de douleur, il redouble aussi ses plaintes*, quand on lui passe le bout du doigt & une plaque de plomb perforée en crible entre la dure-mère & le crâne ; voilà donc le blessé dans l'état le plus avantageux, il y a un intervalle considérable entre l'opération & le pansement : voilà conséquemment le même cas qui se présente que M. Pozzi a saisi, pour procéder avec précaution dans ses tenta-

tives fur les animaux ; donc mon obfervation & le
réfultat que j'en tire l'emportent de beaucoup fur ceux
de cet auteur que l'on préconife. A quoi je réponds
que le rapport de comparaifon pour les obfervations,
n'eft pas égal entre l'homme & les animaux fur lefquels on opère ; l'un a bien comme l'autre des parties
organiques, qui forment en lui ce qu'on appelle en
général l'animal, mais de plus l'homme eft doué
d'un principe fupérieur qui le rend plus attentif aux
impreffions faites fur fa machine. Lorfqu'il fouffre,
il réfléchit, & lorfqu'on revient à de nouvelles occafions de douleur, il ne fe détermine qu'avec peine
& comme malgré lui à éprouver des cruautés inféparables des opérations ; s'il fe livre, c'eft qu'il a commencé à fouffrir & qu'il efpère de voir terminer fon
facrifice par une heureufe guérifon, de forte que le
paffé fe repréfentant toujours à fon efprit alarmé, il
n'eft pas maître de la peur qui s'empare de lui, &
fitôt qu'on lève l'appareil, comme les bandages &
autres machines ufitées en pareilles circonftances,
font collées ou fur la peau ou fur la dure - mère,
de façon qu'elles ne peuvent en être féparées qu'en les
tiraillant ; nous penfons, je crois avec raifon, que
le fentiment de douleur fe réveille ; qu'il devient encore plus confidérable lorfqu'on y applique quelques
liqueurs pénétrantes, ou quand on les comprime
avec les doigts & autres folides néceffaires aux pan-
femens, comme tentes de charpi, bandages, couvre-

chefs &c., pour la brute, suppofé qu'on l'ait pré-
parée, felon la méthode de M. Pozzi, à l'expérience,
par un appareil convenable, afin de mettre les parties
offenfées à l'abri des injures de l'air ; on ne les aura
pas chargées comme dans l'homme ; cet appareil eft
facile à lever, à peine caufe-t-on du chagrin au fujet
fur lequel on va travailler ; il eft donc dans cet état
requis pour conftater l'exiftence de la fenfibilité ; il
n'eft pas capable de réflexion ni de reffouvenir fur
les douleurs paffées. Le Phyficien d'ailleurs eft pofté
derrière lui, & au moment qu'il s'y attend le moins,
s'empreffe d'irriter, avec les moyens méchaniques ou
chymiques, la partie deftinée à l'épreuve ; pour lors
fi l'animal, par fes plaintes ou par des mouvemens
irréguliers, fait connaître qu'on lui fait du mal,
l'affertion devient pofitive, il n'eft plus permis de
douter de fa fenfibilité ; fi au contraire il demeure
tranquille, cela eft figne que la partie eft dépourvue
de nerfs & que le fentiment ne peut avoir lieu.

Ces principes trouvent une heureufe application
dans la plus frappante des obfervations de M. le
Cat, & les dernières Expériences de M. Pozzi.
Le trépané, *Antoine Mabire*, fut panfé le lendemain de fon opération qui avait été fi douloureufe,
qu'il n'était pas poffible qu'il ne fût dans un état
de fouffrance avant qu'on levât l'appareil ; on conçoit aifément que dans l'inftant qu'on l'enleve, la
chair eft tiraillée, la peau intéreffée au point de

rendre la douleur, qui était un peu émoussée, aussi vive qu'elle l'était précédemment. Cette observation est commune dans toutes les plaies que l'on panse journellement, mais cette douleur devient insuportable, quand on les lave avec des eaux spiritueuses ; ne voit-on pas tous les jours que la sensation dolorifique, que cause une simple contusion occasionnée par une chûte, deviendra beaucoup plus forte pour le moment, lorsqu'on y applique de l'eau-de-vie de lavande, ou même de l'eau de boule de Nancy : j'en appelle là-dessus à l'expérience ; or c'est ce qui arriva au malheureux *Mabire*. Le tiraillement de la peau & des muscles enflammés par les sections que l'on exerça sur eux la veille dans le tems de l'opération, rendit ces parties, lors de la levée de l'appareil, douloureufes, en raison des engorgemens qui s'y font formés; & en raison de la quantité de nerfs qu'on a molestés & mis à jour : si de plus on les étuve avec une liqueur spiritueuse, comme l'eau de lavande, il est certain qu'outre la douleur générale, il y en aura une des plus aiguës ; & dans le moment qu'on éprouvera la dure-mère, le trépané *Mabire* la rapportera, comme il l'a effectivement fait, à cette membrane ; que si ensuite on l'interroge pour savoir, *s'il sent ce que le Chirurgien lui fait*, il répondra toujours *que oui* ; il criera même, *eh oui !* sur-tout si l'on comprime outre mesure la dure-mère, ce qu'il est impossible de ne pas faire, quand on se voit obligé de passer le bout des doigts & une plaque de plomb perforée entre cette membrane & le crâne.

Mais tous ces inconvéniens & ces équivoques ne peuvent pas être allégués dans nos expériences & celles de M. Pozzi. Les animaux qu'on employe sont destitués de raison, ils ne sont affectés ni par la crainte, ni par l'espérance; s'ils tremblent quelquefois, c'est lorsqu'après les avoir portés sur une table anatomique, ou conduits dans une chambre, ils pressentent qu'on va leur faire du mal; mais laissez-les pendant une heure tranquilles; flattez-les, donnez-leur à manger, on ne voit plus rien en eux qui annonce la peur; le chien vous carressera, le chat ne lancera plus contre vous des regards furieux; faites pour lors votre épreuve : si l'animal ne se plaint pas, vous êtes sûr que la partie est insensible, sur-tout si immédiatement après, agissant sur la peau, les cris, les plaintes, les agitations sont redoublés; ce sont ces règles que nous avons suivies qui rendent nos conséquences si positives qu'elles doivent l'emporter, sans contredit, sur celles que M. le Cat & autres anti-apatistes prétendent tirer de leurs observations, pour réfuter les assertions que nous avons publiées. Donc, les observations tirées de l'expérience sur les animaux sont plus certaines que celles que M. le Cat rapporte du péricrâne & de la dure-mère d'*Antoine Mabire*, & encore au sujet du périoste & des aponeurofes du fieur *Duval*, Tonnelier. Concluons donc que fi nos expériences fur les animaux avaient quelque chofe d'équivoque, celles que l'on a faites fur les hommes le font au moins autant ; qu'elles ne font pas fi certaines, ce qui devient évident par la comparaifon que nous avons faite des Effais de M. le Cat & de M. Pozzi ; enfin, que les tentatives fur l'homme ne portent pas ce caractère de certitude, que leur donne le défaut de raifon qui, felon l'opinion commune, fépare la brute de l'homme, fur lequel on eft contraint d'opérer.

Si M. le Cat, les jours du panfement & de l'opération, n'a pas réuffi, comme on vient de le voir, à démontrer par fes différentes épreuves le fentiment du péricrâne & de la dure-mère, réuffira-t-il mieux dans la fuite ? & l'exiftence des bourgeons charnus, qui fe font produits & accrus jufqu'au quatorzième jour, fera-t-elle pour nous une preuve plus convaincante ? Voici comme il s'exprime : « la dure-mère, » ainfi couverte de cette plaque, à caufe principale- » ment des éruptions fréquentes de la fubftance du » cerveau, il n'y eut plus moyen de répéter nos ex- » périences jufqu'au quatorzième jour de l'opération » que les bourgeons charnus de la dure-mère com- » mencèrent à paffer à travers les trous de la plaque, » j'y enlevai celle-ci & je trouvai la plus grande partie » de cette membrane couverte de ces bourgeons char- » nus. Je la nétoyai avec une fauffe tente & la lavai

» avec

» avec de l'eau de lavande tempérée par une moitié
» d'eau commune ainsi que les chairs des tégumens ;
» je demandai au bleſſé s'il ſentait ce que je lui faiſais,
» il me répondit que oui ; je l'interrogeai ſur le degré
» de ſa douleur, il me dit qu'elle était médiocre &
» fit la même réponſe, ſoit que je lui touchaſſe les
» chairs de la dure - mère ou celles des tégumens ;
» ces nouvelles expériences, ajoute M. le Cat, me
» paraiſſent confirmer les opinions reçues ; les dou-
» leurs étaient médiocres, parce que les médica-
» mens ſpiritueux appliqués tous les jours y avaient
» accoutumé ces parties & émouſſé leur ſentiment,
» elles étaient égales de part & d'autres, parce que
» les bourgeons charnus de la dure-mère, du péri-
» crâne & des tégumens étaient exactement les mê-
» mes ; cette expérience a été répétée & ſes réſultats
» confirmés dans ſes panſemens ſuivans ».

D'après cet expoſé, l'Auteur tire un corollaire
contre M. Haller qui avait avancé que ces Expériences étaient vagues & indéterminées, enſuite il
continue : « Il y avait à la région de la dure-mère
» déchirée de *Mabire* & au cerveau qui rempliſſait
» cette ouverture, une eſcarre blanchâtre, pour la-
» quelle je trempai dans le miel roſat un de nos
» plumaceaux déjà imbibés d'eau de lavande tem-
» pérée ; dès le lendemain, cette portion du cerveau
» avait des bourgeons vermeils, & en peu de jours
» la chûte des eſcarres & les exfoliations s'étant

Tom. I. M

» faite, il n'y eut plus qu'une feule couche charnue,
» uniforme, d'un fentiment égal, mais plus en-
» foncé vers le milieu de la plaie que vers les tégu-
» mens, parce que la fermentation fuppuratoire qui
» gonflait cette portion du cerveau & lui laiffait
» excéder ce niveau, était éteinte. Quand les exfo-
» liations excitaient une nouvelle fuppuration abon-
» dante, le fond de la plaie fe relevait vers le niveau.

« Le quatorzième jour de l'opération, il s'était
» amaffé un peu de pus, qui avait féjourné dans
» l'enfoncement dont je viens de parler, le bleffé
» fe plaignit d'un petit mal de tête qui ceffait dès
» qu'il était panfé ; cette impreffion du pus fur la
» dure-mère, couverte de chairs grenues, eft une
» nouvelle preuve de la fenfibilité, & elle confirme
» les conféquences que nous avons tirées en fa fa-
» veur ; des grands maux de tête produits par les
» impreffions des corps où des matières nuifibles fur
» la dure-mère touchée à nud, fi l'on peut dire,
» par ces matières ».

Il n'eft perfonne de l'art, qui au récit de cette
hiftoire de Mabire, ne conçoive de M. le Cat l'i-
dée la plus avantageufe, & ne reconnaiffe dans cet
ingénieux Médecin un auffi habile Chirurgien; c'eft
un homme confommé dans l'art qu'il a embraffé,
qui réunit la dextérité à la méthode; mais fi nous
le confidérons pour cet inftant comme phyfiologifte, nous aurons bien de la peine à lui accorder

non feulement, qu'il foit conféquent avec lui-même, mais auffi qu'il ait droit de tirer de fon obfervation; les inductions qu'il croit qui en réfultent en faveur de la fenfibilité du péricrâne & de la dure-mère; on voit bien que cet Auteur fait fes efforts pour captiver l'efprit de fes lecteurs par des traits frappants, mais le Phyficien qui confulte avec la plus fcrupuleufe attention les phénomènes de la nature animale, apperçoit le nœud gordien, le tranche & fait connaître le fpécieux fous lequel les chofes font préfentées:

M. le Cat rapporte en preuve de la fenfibilité l'exiftence des bourgeons charnus dont était couverte la dure-mère le quatorzième jour, tems qu'il avait choifi, pour enlever la plaque deftinée à modérer les éruptions du cerveau, & ces concrétions font fi bien un organe de fentiment, que c'eft à caufe de l'égalité de leur nombre, de leur uniformité fur la dure-mère, le péricrâne & les tégumens, que la douleur que reffentait le nommé *Mabire*, était égale dans toutes ces parties, mais médiocres, parce qu'elles étaient accoutumées à l'action de l'eau de lavande, qui en avait émouffé le fentiment.

Pour prouver que ce raifonnement n'eft que captieux & inconféquent, je me fers de faits phyfiques les moins conteftés, & j'emploie les affertions de M. le Cat, qui ne feront pas, je penfe, conteftées par cet Auteur. Lorfqu'il fe fait dans la machine une

solution de continuité, une déperdition de subf-
tance, il eft certain que la nature fait fes efforts,
pour réparer les pertes qu'elle a faites le plus promptement qu'il eft poffible ; pour lors les vaiffeaux fanguins & limphatiques, portant plus volontiers leurs
liqueurs vers les parties affectées, la nature com-
patit à leur état, & comme fouvent elle ne le peut
dans le moment, fur-tout lorfque le dommage eft
grand, fon travail enflamme par engorgement la
partie intéreffée, que fi l'on ne tempère fon action
par des remèdes convenables à une prompte diffolution, la fuppuration furvient, c'eft-à-dire, qu'il
s'opère dans l'organe une diffolution, pour que par
l'évacuation du pus, les refforts ayent plus de jeu,
la chaleur exceffive foit modérée & que la réparation s'exécute tranquillement ; fi la fuppuration ne
fe faifait pas, la partie malade trop exercée perdrait
fa force, céderait, n'aurait plus d'action, tomberait
en mortification & en gangrène. Mais pour ne parler
que du cas préfent, qu'arrive-t-il dans la réparation
de la déperdition de fubftance ? il aborde peu-à-peu
& fans trop de fougue, vers chaque fibre de la
partie endommagée, une gouttelette de limphe glu-
tineufe, qui, fans changer la nature de la fibre fur
laquelle elle fe colle, l'augmente dans fa longueur,
tandis que d'autres travaillent à l'augmenter dans fa
largeur, de manière que, fi la nature doit réparer
le tort fait à un mufcle, la limphe vifqueufe for-

mera une continuation de fibres musculeufes ou charnues; fi c'eft une membrane, il ne réfultera de l'opération que du membraneux, elle ne fournira au tendon que du tendineux, au cerveau que de la moëlle cendrée ou corticale & de la blanche, felon l'endroit bleffé. Nous dirons la mème chofe de la régénération des autres parties; ainfi adieu *à nos bourgeons charnus le catiens*, qui tendaient affez bien à faire croire, que les parties qui en étaient couvertes, étaient fenfibles, puifque je ne conçois rien dans l'animal d'un fentiment plus vif que les mufcles, autrement dit, le charnu : c'eft donc à tort que notre auteur explique l'uniformité de la douleur du péricrâne, de la peau & de la dure-mère, par l'uniformité de la configuration & l'égalité du nombre des *bourgeons* qui couvraient ces parties : mais de plus M. le Cat tombe vifiblement en contradiction avec lui-même, s'il prétend prouver l'exiftence du fentiment par celle des bourgeons ; car il dit, « qu'une portion du cerveau qui excédait, & » pour laquelle il a mis en œuvre la plaque per- » forée en crible, avait des bourgeons vermeils » ; donc felon fon raifonnement, cette portion était fenfible : cependant, il déclare pofitivement dans l'article V. de fa differtation, paragraphe IV. que le cerveau eft infenfible ; il veut le démontrer par des obfervations, tant de Bonnet, de Pozzi, que de l'Académie Royale des Sciences de Chirurgie, & par les expériences d'un de ses élèves. Il va plus loin, il croit l'insensibilité de cet organe si hors de doute, qu'il lui semble qu'il ne soit pas besoin d'expériences pour s'en convaincre. En vérité, M. le Cat y pense-t-il ? Selon ses principes il vient d'en démontrer la sensibilité ; on ferait presque porté à croire, si l'on ne connaissait pas le bon génie de M. le Cat, & l'envie qu'il a d'instruire solidement, que son livre n'a été composé que pour combattre les assertions de M. Haller, puisqu'il se montre en tout opposé à ses sentimens, & faire regarder comme peu de chose la découverte que nous avons faite du point où commence la sensibilité du cerveau, que j'ai démontrée par mes expériences devoir être fixée aux corps cannélés. Cette vérité est d'autant plus précieuse pour la physiologie chirurgicale, que l'on peut désormais intéresser le viscère plus impunément, & que les nouvelles connaissances que l'organe mentionné nous offre, sont plus rares & difficiles à multiplier.

Pour ce qui est de l'uniformité & de l'égalité de la douleur, M. le Cat nous permettra d'assurer, que ce phénomène est dans l'ordre des choses, parce qu'il y a lieu de penser, que comme la peau seule était la partie souffrante, c'est-à-dire, douloureuse, elle ne pouvait donner qu'un résultat *égal & uniforme ;* ce qui est suffisamment prouvé par l'application de la plaque perforée, qui ayant restée sur la dure-mère quatorze jours, n'a pas permis que cette membrane fut raffraichie par l'eau de lavande, & par conséquent que sa douleur, si elle en avait été susceptible, fut émoussée comme celle de la peau. D'un autre côté, il paraît bien étonnant, que le manœuvre *Mabire* n'ait pas été tourmenté par des douleurs de tête insupportables avant l'opération, pendant le tems que l'on travaillait à lui enlever les esquilles du crâne, & celui de quarante jours employés pour les pansemens, je veux dire, jusqu'au moment où l'on apperçut un peu de pus qui avait séjourné dans l'enfoncement de la couche prétendue charnue de la dure-mère ; point du tout, la présence de ce pus, qui est pourtant un agent bien léger, est seule capable de produire un mal de tête momentané que n'ont pas produit les tiraillemens, compressions, irritations, que cette membrane a supportés, tant dans l'opération que dans le cours des pansemens multipliés ; cela peut-il se concilier & se concevoir ? il faut en convenir, ce pus vient à propos, pour ajouter une preuve plus forte à la démonstration que M. le Cat prétend avoir donné de la sensibilité de la dure-mère ; cela ne s'accorde guères avec les observations qu'il avait données précédemment comme des principes infaillibles de sensibilité, que je n'ai pas voulu analiser ni réfuter ; parce que j'ai pensé qu'en choisissant la plus belle, la plus chérie & la plus séduisante des observations de cet Auteur , & la réduifant au point de vue fous lequel elle doit être confidérée , il ne ferait pas de difficulté de fe rendre à mes juftes repréfentations: au moins je les crois telles , parce qu'elles font fondées fur des principes de phyfique inconteftables , qu'elles fuivent l'ordre conftant de la nature, qu'elles font autant fans replique que celles que j'ai faites à M. Zimmerman dans une de mes lettres , en établiffant la diftinction qui fe trouve effentiellement entre la fenfibilité & l'irritabilité; quoiqu'en difént MM. le Cat , Lorry , Girard de Villars &c. , comme tout Lecteur impartial en jugera en lifant mes démonftrations inférées dans mes lettres; je ne m'exprime ainfi que d'après M. Haller , qui a bien voulu leur rendre ce témoignage beaucoup plus honorable que ne le mérite la modicité de mes Ouvrages.

Quand les obfervations de M, le Cat ne nous auraient laiffé aucun moyen pour les réfuter, la queftion refterait au moins indécife, attendu que l'on ferait en état de leur oppofer des expériences & des obfervations faites fur des hommes , dont l'autorité eft capable de faifir le fuffrage de tout favant, quelque prévenu qu'il fût en faveur des opinions généralement adoptées par les gens de l'art. J'avoue même que fans ce puiffant motif on pafferait avec raifon pour homme à fyftême, fi on leur préférait des idées que l'imagination feule aurait dictées , felon toute apparence , contre l'intérêt de l'humanité.

Mais comment réſiſter à l'autenticité des obſervations curieuſes, intéreſſantes & ſolides de Meſſieurs Zimmerman, Caſtel, Van-Swieten, Piaza, Miceri, Verna, Tiſſot, Roſſeni, Mulhmaan, Petit, Andouillé, Bordenave, Farjon, tous célèbres Médecins, la plupart grands Anatomiſtes ou Phyſiologiſtes, qui unanimement ont prononcé avec M. Haller en faveur de l'inſenſibilité du tendon, après avoir interrogé les hommes ſur leſquels on travaillait qui ſûrement étaient auſſi intereſſés que les opérés de M. le Cat, à faire connaître le degré de la douleur que devaient faire naître les différentes opérations & tentatives pratiquées ſur une partie que la Chirurgie, tant ancienne que moderne, a toujours reſpectée & craint de bleſſer. L'on n'ignore pas que la croyance commune décidait ſouvent pour la mort du ſujet, dont le tendon était piqué ou coupé.

Le péricrâne, la dure & pie-mère, le périoſte, la cornée, &c. ; toutes ces membranes que nous regardions comme douées de la ſenſibilité la plus exquiſe, à qui nous rapportions les différentes douleurs qui ſont produites dans ceux que l'on trépane, ou à qui l'on coupe la jambe, ou à qui l'on fait l'opération de la cataracte, ſe ſont trouvées tout-à-coup dépouillées d'une qualité qu'on leur avait de tout tems adjugée ; qui eſt-ce qui a pu cauſer une révolution ſi peu attendue ? Il fallait, pour opérer cette merveille, des Expériences bien faites, des obſervations ſi frappantes, que l'homme le plus attaché à ses sentimens fut obligé de se rendre; aussi la Chirurgie moderne nous en a présenté un assez grand nombre pour pouvoir se flatter de ramener à la nouvelle doctrine ceux qui ont de la peine à abandonner l'ancienne, qui nous était aussi chère qu'à eux : nous conservons avec plaisir l'histoire des observations rapportées par Messieurs Castel, de la Mothe, de Laisse, Petit, Walstorf, Zinn, Tosetti, *Felice* Fontana, Bordenave, Verna, Robratti, Bussani, Caldani, Moretti, Gesner, Daviel, &c. &c.

L'insensibilité du cerveau a été suffisamment démontrée par les Epériences réitérées que nous avons faites sur ce viscère; sa substance corticale & la plus grande partie de la médullaire, qui de tout tems ont été pour le moins aussi ménagées par les Chirurgiens que la dure-mère, dont on craignait la plus légère blessure à cause des convulsions & de la mort qui en étaient la suite, selon l'opinion générale, sont à mon avis destituées de sensibilité, du moins jusqu'aux corps cannelés. Je sais que je suis le seul de tous les Anatomistes qui ai publié en 1757 cette assertion, ainsi l'on peut dire que j'ai imaginé le seul moyen propre à la réussite de cette découverte; on a parlé depuis sur cet organe d'une manière différente. Le célèbre Haller pense que non-seulement sa sensibilité se manifeste au-dessus de la partie que j'ai désignée, mais qu'on ne peut pas pénétrer tant soit peu dans la ſubſtance de ce viſcère , ſans oçcaſionner des convulſions ; mais çe même Auteur a plongé la ſonde dans le cerveau de pluſieurs animaux , qui n'ont pas paru en ſouffrir , la bleſſure pénétrait preſque juſqu'à l'endroit où je ſuis arrivé ſans inconvénient dans toutes mes tentatives. Il s'en tient néanmoins à ſa première opinion , qu'il appuie ſur les obſervations de pratique de pluſieurs Auteurs dont le témoignage nous paraît très - reſpectable.

M. Caldani , homme très-ſavant & laborieux écrivain , fixe les limites de l'inſenſibilité du viſcère à trois ou quatre lignes du pied-de-roi de Paris, quoiqu'il eut rapporté l'obſervation d'un homme mort d'une hémiplégie formée par un ulcère qu'on avait conſervé pendant quarante ans à la ſuite d'une chûte, mais qui n'attaqua mortellement la machine que quand il 'fut parvenu aux corps cannellés ; il eſt vrai que ce Médecin aſſure qu'un peu de ſang répandu entre la dure-mère & le cerveau eſt capable d'exciter, dans un malade, de la douleur. M. de la Peyronnie a vu ſuccéder les convulſions au ſimple attouchement de l'organe mentionné. Beaucoup d'autres Anatomiſtes modernes ſont cités dans les *Elementa Phyſiologiæ Halleri* , qui prétendent que les léſions du cerveau ne ſe font pas impunément, ſoit par maladies, ſoit par expériences. Quoique ces témoignages ſoient d'un très-grand poids, nous en avons d'autres à oppoſer qui méritent une

grande confidération. J'ai vu M. Tandon, Anatomifte de Montpellier, enfoncer le fcalpel & la fonde
bien avant & indéterminément dans le cerveau, fans
occafionner des douleurs dans les fujets de l'expérience.
M. Achile Mieg a fait pénétrer ce dernier inftrument jufqu'à la moëlle allongée, fans caufer de peine
à l'animal. Dulaurens, ce fameux Anatomifte, dit
pofitivement, qu'aux bleffures du cerveau, il ne fent
pas quand on le preffe ou qu'on le coupe ; chofes
qui s'éprouvent journellement. Lottieri & Baglivi
penfent, fondés fur leurs obfervations, que la fubftance médullaire irritée & bleffée eft infenfible.
Nous pourrions auffi faire valoir beaucoup d'opérations
pratiquées par d'habiles Chirurgiens, fur la moëlle
corticale ou cendrée, qui conftatent qu'on peut en
enlever des portions confidérables, fans qu'il en réfulte les fuites fâcheufes que l'on n'a ceffé de craindre
jufqu'à ce jour ; on a même rencontré dans l'ouverture
de plufieurs cadavres des corps étrangers qui y avaient
féjournés pendant plufieurs années fans aucuns fim-
ptomes menaçans. Mais, qu'eft-il befoin de chercher
des autorités, lorfqu'un certain nombre d'Expériences
ont donné des réfultats uniformes ? Lorfqu'on voit
conftamment qu'un morceau de plomb, conduit à
l'aide d'une aiguille d'emballeur, dans l'un & l'autre
lobe du cerveau, fe trouve placé fur la fubftance
des corps cannellés, que ce n'eft que quand ce corps
eft parvenu à ce point, que l'animal manifefte fa

préfence par un mouvement irrégulier ; peut-il y avoir d'expérience plus pofitive, plus concluante, quoiqu'elle foit faite fur des animaux ?

Concluons donc de ce que nous venons de dire, que quand il ferait vrai que nos argumens en faveur de l'infenfibilité de certaines parties des animaux, n'auraient par le mérite des obfervations que M le Cat a publiées en faveur de la fenfibilité de ces mêmes parties, uniquement parce que celles-ci ont été faites fur des hommes, celles que nous leurs avons oppofées ne feraient pas d'un moindre poids : mais nous avons prouvé contre cet auteur, que les obfervations fur l'homme font au moins auffi équivoques & même moins certaines que les réfultats des Expériences pratiquées fur les animaux. Il ne nous refte plus qu'à faire voir que les Expériences fur l'infenfibilité des parties, tant de l'homme que des animaux, font plus concluantes que celles qui conftatent leur fenfibilité.

Plufieurs de nos adverfaires ont avancé que l'infenfibilité étant quelque chofe de négatif, & la fenfibilité un être pofitif, une feule Expérience qui conftatait l'exiftence du fentiment dans une partie quelconque, devait triompher de mille autres qui démontreraient fon infenfibilité : il s'agit donc de fuivre nos anti-apatiftes dans leur dernier retranchement, nous verrons s'ils ont lieu de faire fur leurs Expériences une application auffi heureufe de ce principe qu'ils se l'imaginent ; je crois au contraire que cette prétendue négation de sentiment une fois bien établie, doit captiver préférablement nos suffrages ; voici comme je le prouve.

Il n'en est pas des loix de la nature comme des loix humaines ; qu'un homme accusé d'un crime soit décrété, si deux témoins assurent le lui avoir vû commettre, cette preuve étant positive, les Juges se détermineront à faire pendre ou rompre l'accusé, ou bien on lui infligera telle autre peine selon la nature du délit : mille autres personnes assureraient le contraire, ces témoignages seraient regardés comme négatifs, & n'affaibliraient en rien cette première preuve, parce que selon la Loi, il ne faut que le témoignage de deux personnes irréprochables, pour fixer les Juges dans la Sentence qu'ils doivent prononcer, & il ne paraît rien de si positif que ce que l'on dit avoir vû, malgré les inconvéniens qui, quelquefois, refluent malheureusement contre l'innocence. Pour ce qui est de l'ordre & des règles selon lesquels se gouverne l'économie animale, il n'y a pas à craindre de pareilles méprises ; les effets ont toujours une liaison si intime avec les causes, que ses loix sont invariables, à moins qu'on ne force la nature à paraître toute autre qu'elle n'est ; c'est pourquoi il est impossible qu'une partie douée de la sensibilité, ne reçoive pas quelques filets de nerfs que lui donne cette propriété, comme aussi, il eft impoffible que cette vertu refte cachée, lorfqu'on emploie pour la faire manifefter des agens affez puiffans, fi ce n'eft dans le cas de paralyfie, ou lorfqu'on lie un tronc principal de nerfs : mais fi une partie paraît infenfible, c'eft que réellement il n'entre dans fon tiffu aucun filet nerveux ; car l'on ne ne conçoit pas la raifon, pourquoi nous l'obferverions dans cet état négatif, lorfqu'elle eft éprouvée par des inftrumens ou des liqueurs corrofives capables d'exciter la plus vive fenfation. Cette négation de fentiment dans un organe que nos adverfaires croient être fenfible, fournit contr'eux un argument bien fort, ou pour mieux dire, fans replique ; car il n'eft pas en ma puiffance, lorfque je bleffe un tendon ou une membrane d'empêcher que l'animal fe plaigne, crie, foit dans des agitations continuelles, & faffe remarquer, qu'il eft vivement affecté du mauvais traitement qu'on lui fait dans le cas où ces parties feraient nerveufes ; c'eft un droit que la nature lui a donné, droit imprefcriptible, qu'il revendique en tout tems & fi conftamment, que quand les Expériences ne font pas faites conformément aux règles que nous avons prefcrites, il paraît toujours difpofé à s'en fervir, ce qui fait qu'une partie infenfible pourra fort bien donner des preuves de fenfibilité apparente.

Si nos adverfaires n'ont pas d'autres moyens à produire contre nous plus victorieux, que ce pofitif

qui les rend ſi certains de la ſenſibilité de telle
ou telle partie, comme il peut être aiſément produit, ainſi que nous l'avons fait voir dans le corps
de ce Mémoire & fauſſement attribué aux organes
ſoumis à l'Expérience, nous devons le regarder comme
moins aſſuré que l'être négatif qui nous démontre
inconteſtablement que des bleſſures qui paſſaient pour
dangereuſes, le plus ſouvent mortelles, ne le ſont
pas. Il ferait certainement bien admirable de voir
l'homme parvenu à ce point d'adreſſe de travailler
ſur des parties ſenſibles, de les diſſéquer, de les enlever même, ſans que le ſujet des opérations en
ſouffrît; un pareil artiſte ne pourrait pas ſuffire à
la multitude de ſes occupations; il eſt encore à
trouver, parce qu'on n'eſt pas libre de changer la
nature des choſes.

Mais ſi ces raiſons n'étaient pas ſuffiſantes pour
donner à mon argument toute la force dont il eſt
ſuſceptible, je ſuis en état d'y ſuppléer en rapportant des faits qui ſont de ma connaiſſance. Dans l'o-
pération de la paracentèſe que j'ai vu pratiquer à
M. Leſſeré l'aîné, dans notre Hôtel-Dieu, ſur un
garçon Tailleur; ce Chirurgien lui coupa un bout
de l'épiploon qui avait paſſé entre les deux lèvres de
la playe, & empêchait l'écoulement des eaux; ce
retranchement s'eſt fait ſans que le malade ſouffrît.
Le même M. Leſſeré a eu occaſion de traiter un
homme qui avait reçu un coup de mouſquet, dont

la balle avait percé l'os temporal, pénétré dans le cerveau, & troué l'os temporal du côté opposé ; l'aveuglement fut le seul effet de ce fâcheux accident. J'ai oui raconter le fait par cet habile Chirurgien dans une de nos séances académiques, ce qui prouve que la moëlle du cerveau peut être grièvement offensée sans que les convulsions & la mort s'en suivent contre l'opinion générale adoptée par un grand nombre de nos Savans Physiologistes. J'ai soigné M. le Hecque, qui s'était jetté à corps perdu sur son épée figurée en carrelet ; cet instrument perça la ligne blanche à deux ou trois travers de doigts au-dessous du cartilage xiphoïde, pénétra dans le bas-ventre, passa à côté d'une des dernières vertèbres dorsales, blessa les muscles & la peau dans une direction un peu oblique : l'épée avait passé au-delà du corps à trois pouces de distance, l'homme fut renversé, retira ensuite son épée. Il ne résulta de cette action qu'un seul mouvement convulsif assez léger, mais beaucoup de faiblesse sans douleur ; on lui tira une poëllette de sang : il fut guéri au bout de quinze jours, & sa blessure fut traitée comme une plaie simple ; voilà un argument victorieux en faveur de l'insensibilité des aponeuroses, du péritoine & de l'épiploon.

J'ai vu à l'Hôtel-Dieu un Tailleur de pierre qui eut un des doigts blessé par un coup de pierre de taille; la peau, les muscles furent déchirés & le tendon mis à jour, on pensa la plaie à l'ordinaire; cet homme se promena trois ou quatre jours dans les rues de notre Ville, sans ressentir d'autres douleurs que celles que causent les plaies les plus simples; mais ce tems fut à peine écoulé, que la fièvre se mit de la partie, le cerveau s'embarrassa, le délire & les convulsions succédèrent; quelques remèdes qu'on employât, le malade succomba : il mourut dans l'espace de quatre à cinq jours. Je fis ouvrir son cadavre qui ne manifesta aucune cause de mort, si vous en exceptez l'engorgement des vaisseaux de la dure-mère, les lèvres de la plaie paraissaient à peine flétries, le tendon n'était point exfolié, ni de couleur livide, sa blancheur me fit croire qu'il était dans l'état naturel : on ne doit pas accuser de cette mort la blessure du tendon, car les symptomes qui ont conduit notre malade au tombeau se seraient déclarés le jour de sa blessure & non quatre jours après; il se peut faire que le coup de pierre ait fait une impression violente sur la machine qui aura contribué à développer les mauvaises dispositions du sang, qui renfermait dans sa masse les germes de la fièvre ardente dont ce manœuvre a été travaillé; ce qui le prouve, c'est la blessure que M. Lesseré le cadet, Chirurgien & fils de celui dont j'ai parlé plus haut, m'a dit avoir reçu, il y a près de deux ans, à la main droite, l'enflure ne fe déclara qu'au bout de deux jours avec les douleurs les plus vives, les tendons extenfeurs des doigts furent à découvert, s'exfolièrent; il fe forma enfuite un abcès qui perça entre le premier os du métacarpe & la première phalange du pouce : cette plaie compliquée fut heureufement guérie au bout de quelque tems. Il y a apparence que l'engorgement des parties mufculeufes, par un fang furabondant qui s'y eft porté, & la compreffion des nerfs, ont été plutôt l'origine des douleurs, que la léfion des tendons; puifque felon l'opinion vulgaire, les convulfions & fouvent la mort font les effets de ces fortes de bleffures; puifque M. Farjon, Médecin de Montpellier, a fuivi le traitement d'une bleffure de tendon très - confidérable fans évènemens fâcheux & fans douleur, quoiqu'on travaillât hardiment fur cette partie, ce qui n'aurait pu fe faire, fi le malade s'en fut trouvé le plus légèrement incommodé; j'étais pour lors à Montpellier, je fuivais le cours de mes études & de ces fortes d'expériences. Je fais que cette hiftoire de l'infenfibilité du tendon fur l'homme fit un très-grand bruit dans l'Univerfité de Médecine, & qu'elle excitait d'autant plus l'attention des Savans, qu'elle était plus oppofée aux opinions regardées dans cette École fameufe comme inconteftables. Cette obfervation eft tranfcrite dans le Mémoire Sinthétique de M. Haller.

Après tous ces raifonnemens, après des obfervations aufli lumineufes, s'il reftait encore quelque
doute, je prierais nos adverfaires de s'en rapporter
au moins à des Obfervations faites dans des tems
bien antérieurs aux nôtres, où il n'était point queftion
de difpute fur la matière que nous agitons, où par
conféquent les efprits n'étaient pas prévenus.   Mon
grand-père, Médecin des Hôpitaux d'Auxerre, dit
pofitivement dans un de fes traités fur les maladies de
la tête, « Que les anciens défendaient fortement
» d'appliquer la couronne du trépan fur les futures,
» à caufe des fibres de la dure-mère qui les tra-
» verfent ; cependant, ajoute-t-il, comme il y a
» très-peu de ces fibres & que d'ailleurs elles font
» fort infenfibles ; fi ce cas était urgent, il ne faudra
» pas balancer de l'y appliquer : on fera pourtant
» bien de l'éviter, lorfque la fracture fe trouve
» au-deffous du mufcle crotaphite ». Dans un autre
endroit, il paraît démontrer que la dure-mère doit
être coupée fans ménagement, lorfque l'on foupçonne
qu'il y a du fang extraváfé entre cette membrane
& la pie - mère ; ce qui appuie le fentiment qu'il
avait avancé précédemment fur fon infenfibilité ;
l'obfervation qu'il rapporte eft décifive. « Il n'y a
» pas longtems, dit-il, qu'un Médecin fut appellé
» pour voir un homme qui avait reçu un coup à
» la tête, & qui tomba d'abord dans un grand

» aſſoupiſſement, ſuivi de fièvre & de mouvemens
» convulſifs : il crut d'abord qu'il y avait du ſang
» extravâſé deſſus la dure-mère ; l'opération du tré-
» pan faite, il ne s'y trouva point de ſang : comme
» les accidens continuaient, il ne douta plus qu'il
» n'y eût du ſang extravâſé entre la dure-mère
» & pie-mère, de ſorte qu'il commençait à déſeſ-
» pérer de la vie de cet homme : mais il ne ſe fut
» pas plutôt apperçu du bourſouflement de la dure-
» mère qu'il crut ne pouvoir mieux faire que d'ou-
» vrir cette enveloppe du cerveau avec des ciſeaux
» pour procurer au ſang une iſſue avantageuſe, il
» ſortit incontinent après cette opération : on fit
» enſuite une injection déterſive avec la décoction
» d'orge, ce qui ſauva la vie au malade.

Que l'on diſe maintenant que ces obſervations
négatives de la ſenſibilité ne l'emportent pas ſur les
poſitives ; ſi celles-ci ſont ſuivies d'accidens funeſtes,
c'eſt moins la partie qui fait le ſujet de l'obſervation,
que les parties voiſines & environnantes qui les occa-
ſionnent : nous n'avons pas à craindre ces ſortes
d'équivoques dans nos Expériences ou obſervations,
nous ne ſommes pas les maîtres de produire l'inſenſibilité, au lieu qu'un Anatomiſte peut, comme je
l'ai vu faire à M. Tandon, couper la peau en forme
de croix, diſſéquer les muſcles temporaux, faire
l'opération du trépan, découvrir la dure - mère,

l'éprouver, agir même ensuite sur le cerveau, tout cela dans un inftant, tandis qu'un aide affujettit la tête du chien toute fanglante, toute douloureufe; il fera bien étonnant, après ces opérations, d'entendre crier l'animal, lorfqu'on lui pique la méninge, on n'aurait pas fait cette tentative, que fes cris fe feraient fait entendre de moment à autre, fur-tout lorfqu'on lui touchait la tête avec les mains; dans ce cas, l'huile d'amandes douces aurait eu autant de force que le plus violent cauftique; c'eft d'après ces expériences qu'on peut avancer que les connaiffances que l'on retire des effais faits fur les animaux, ne font d'aucun poids.

Terminons ce Mémoire, & concluons que fi nos adverfaires fe font trompés dans les réfultats de leurs Expériences & Obfervations, c'eft qu'ils n'auront pas fait une attention trop fcrupuleufe aux conditions requifes pour la validité des affertions, que leurs obfervations ou expériences fur les hommes dont ils fe font trophée, font non - feulement fort contrebanlancées par une infinité d'autres oppofées, qu'elles font outre cela moins certaines que celles que fourniffent les animaux, enfin que celles qui conftatent l'infenfibilité de certaines parties foit de l'homme, foit des animaux, font plus autentiques que celles qui femblent démontrer leur fenfibilité, malgré l'excellence prétendue du pofitif fur le négatif.

J'efpère que ces réflexions détermineront les Auteurs célèbres du fameux Dictionnaire Encyclopédique à revenir fur leurs pas , & à douter un peu de la certitude du jugement qu'ils ont prononcé en faveur de nos antagoniftes ; j'aurais défiré qu'ils euffent produit à l'article *Senfibilité* , une difcuffion qui fit connaître la raifon catégorique qui les a déterminés.

A Auxerre , ce 22 Septembre 1768.

MÉMOIRE IV.

EXISTENCE du Fluide Nerveux & son Influence dans l'œuvre de la Digestion.

Adressé à M. Rouſſel de Vauzeſmes , Docteur-Régent de la Faculté de Médecine de Paris.

EN
E
\

E,
niqi
mar
fera
p[illegible]
aui
V[illegible]
cin
pre
la[illegible]

MÉMOIRE IV.

EXISTENCE DU FLUIDE NERVEUX ET SON INFLUENCE DANS L'ŒU-VRE DE LA DIGESTION.

Existe-t-il un fluide nerveux qui se communique depuis l'origine des nerfs jusqu'aux derniers filamens de ces organes du sentiment ? & quand il serait vrai qu'il exiftât, serait-il néceffaire pour la perfection de la digeftion ?

Telle eft la queftion vraiment intéreffante, mais auffi bien difficile à réfoudre, que M. Rouffel de Vauzefmes, Docteur-Régent de la Faculté de Méde-cine de Paris, difcutait le 2 Janvier 1777, fous la préfidence de M. Sigault, dans une thèfe dictée par l'amour de la vérité & par un défir fincère de la faire connaître à ſes lecteurs. Je ſaiſis avec plaiſir, pour rendre hommage aux talens de ce Médecin, l'occaſion qu'il vient de m'offrir en m'envoyant cet ouvrage, de lui communiquer ſur le fluide nerveux quelques réflexions qui tendent à en démontrer l'exiſtence ; & jamais exiſtence mérita-t-elle davantage de fixer l'attention du Phyſicien que celle du fluide nerveux, par les problêmes qu'elle préſente & les contradictions qu'elle a fait naître? Les anciens, conduits preſque par le ſeul raiſonnement, ont beaucoup écrit ſur ſa nature & ſur ſes effets; les modernes ont voulu faire des expériences, & preſque tous, n'ayant rien apperçu, pour trancher la difficulté, ont dit qu'il n'exiſtait point. C'eſt donc rendre un véritable ſervice au public littéraire, que de fixer ſes idées ſur un fluide qui, de tout tems, jouera le plus grand rôle dans le méchaniſme de nos fonctions ; j'entre en matière.

D'abord, je ſuis certain & convaincu que la digeſtion ne peut s'exécuter parfaitement ſans le concours de l'action des nerfs ſympatiques moyens, dits autrefois la paire vague, de l'élaſticité de la fibre, & d'un autre mouvement annexé aux muſcles en général & à la membrane muſculeuſe du ventricule en particulier, qu'on connaît ſous le nom d'*Irritabilité*, que j'ai démontré être indépendant des nerfs & dont j'ai fixé les bornes; ſi l'une de ces conditions manque, la digeſtion ſe fait très-imparfaitement ; mais pour remplir cette fonction admirable, l'influence du fluide nerveux ne paraît pas néceffaire; l'hiftoire du canard automate, rapportée dans le Dictionnaire Encyclopédique de Genêve, le prouve évidemment : il avalait les alimens gloûtonnement; fon eftomac les digérait par diffolution, le réfultat de la digeftion paffait dans les inteftins, puis il rendait des excrémens figurés comme ceux d'un véritable canard ; d'ailleurs, aucun Anatomifte n'a apperçu ce fluide : *ego quidem*, dit M. Haller, à qui l'on peut s'en rapporter, *nullum unquam humorem, qui mereatur nominari, tot in experimentis inque nervorum vulneribus & ligationibus vidi.* Voilà mot pour mot fes expériences & fes expreffions, & lorfqu'il parle de ceux qui ont cru avoir apperçu du fluide nerveux, il dit que c'était probablement de la lymphe.

Voyons maintenant fi les Expériences annoncées dans la Thèfe de M. de Vauzefmes, prouvent l'exiftence de ce fluide; il part d'un fait vrai, que la quantité de lymphe que fournit le fang au cerveau eft plus que fuffifante pour la nourriture de ce vifcère, qu'il faut de toute néceffité qu'une grande partie en foit employée à la fecrétion & à la production de quelque fluide; il a grande raifon de le penfer avec M. Haller : à quoi je réponds, que fi le cerveau était la feule partie du corps humain qui dût être nourrie par cette lymphe, je conviendrais que le fuperflu, ou nuirait, ou bien ferait deftiné à couler ou circuler dans les tuyaux nerveux, qu'on dit que Lewenhoek eſt parvenu à faire voir à l’aide de ſes microſcopes; mais cette lymphe qui abreuve le cerveau ſert pour la formation des larmes, de l’humeur pituitaire, de la ſalive, & en général, pour donner à la lymphe nourricière plus de qualité dans l’exercice d’une de ſes fonctions principales, qui eſt de ſoutenir l’embonpoint de la machine & de former la graiſſe & la ſemence, d’après les Mémoires de M. le Camus, Docteur-Régent de la Faculté.

Mais, dira-t-on, ſi je lie un nerf, ſi je le coupe, la paralyſie ſurvient aux parties dans leſquelles il ſe répand; perſonne n’en doute; rien ne me ſurprend dans ce phénomène, les nerfs ſont les principaux miniſtres de l’ame, ils ſont continuellement en commerce avec elle; ſi par la ligature, ou la ſection, vous vous oppoſez à cette correſpondance, l’ame perd ſon droit ſur les parties qu’elle commandait auparavant; il en eſt de même de la ligature des artères; de-là vient une deſtruction totale du ſentiment & du mouvement volontaire : je dis *volontaire*, parce que, celui-ci détruit, il en reſte un autre indépendant de la volonté dans la fibre muſculaire, je veux dire, celui d’irritabilité. Voyez mes Lettres à M. Haller : venons à l’expérience de Bellini :

Ce Savant pique légèrement les deux cordons des nerfs qui vont au diaphragme, les irrite, & les diviſe dans un chien vivant ; on voit auſſi-tôt cette cloiſon muſculeuſe deſtinée à ſéparer la poitrine de l'abdomen, s'applanir, ſe contracter & entrer en convulſion : qu'on ſuſpende pendant un tems l'irritation, qu'on recommence enſuite l'expérience, la contraction & la convulſion du diaphragme ſe font remarquer de nouveau ; quelle induction tirera-t-on de cette obſervation, ſinon que quand on pique, tiraille & déchire un nerf, la ſenſibilité eſt à ce degré de faire naître des mouvemens convulſifs & des convulſions dans le muſcle auquel il répond, en raiſon du plus ou du moins de dommage fait au cordon nerveux ? cela ne prouve pas encore l'exiſtence du fluide qui coule dans ſes tuyaux : il eſt certain que la même expérience faite ſur un nerf qui ne répond pas à des muſcles ou à des parties muſculeuſes n'occaſionne aucun inconvénient ; il faut donc que dans la fibre muſculaire il y ait une faculté de ſe mouvoir indépendante du nerf ; on pourrait donc ſoutenir que ſi le nerf a la faculté de ſentir, la fibre muſculaire a celle de ſe mouvoir en raiſon de la force & de la ſenſibilité de la portion de nerf qui la compoſe, & qui, ſans ſe mouvoir en apparence, détermine ſon mouvement ; c'eſt ce qui paraît démontré, parce que notre Auteur ajoute : ſi on lie ce nerf il n'en réſultera aucun ébranlement, juſqu'à ce qu'on le dégage de ſa ligature ; je n'ai pas de peine à croire ce qu'il prononce ; le nerf n'a pas de mouvement par lui-même, fa ligature paralyfe le mufcle auquel il répond ; par conféquent, tout commerce du diaphragme avec l'ame eft fufpendu, jufqu'à ce qu'elle reprenne l'exercice de fes fonctions fur le mufcle ; elle faifira avec une extrême avidité l'occafion qu'on lui préfentera, lorfqu'on dégagera fon miniftre du lien qui anéantit fa correfpondance ; & comme ce changement procure fubitement au fang une nouvelle vie, ou création, il furviendra un mouvement convulfif qui ceffera dans le moment ; tournons-nous donc d'un autre côté & voyons fi nous ferons plus heureux ; écoutons M. Sénac dans fon Traité de l'action du Cerveau :

« Si on lie les nerfs diaphragmatiques de telle ma-
» nière que le diaphragme ait perdu fes mouve-
» mens, on peut rendre l'action à ce mufcle en
» preffant ces nerfs entre les doigts fucceffivement
» depuis la ligature vers le diaphragme. Quand on
» a preffé quelques tems les nerfs entre les doigts,
» on ne peut plus enfin exciter aucun mouvement
» dans le diaphragme ; mais fi l'on ôte la ligature
» & qu'on lie ces nerfs un moment après, on pourra
» de même qu'auparavant exciter des mouvemens
» dans le diaphragme : de ces deux expériences, il
» s'enfuit évidemment qu'il y a dans les nerfs un
» fluide qui eft la caufe de leur action.

Ces expériences font féduifantes, je l'avoue, & paraiffent effectivement démontrer l'exiftence du fluide nerveux : néanmoins, je n'y apperçois encore qu'un qu'un pur effet de la fenfibilité détruite par la ligature du nerf ; & comme cette opération ne fuffit pas toujours pour enlever totalement cette faculté du nerf dans l'efpace qui eft entre la ligature & le mufcle , la preffion achève : en conféquence , la convulfion s'obferve dans le diaphragme ; mais faible & en raifon de ce qui refte de fenfibilité ; d'un autre côté, ne peut-il pas fe faire que cette preffion communique au diaphragme un mouvement ? Mettez un morceau de carton au bout d'une corde à boyau , il eft bien certain que fi vous preffez cette corde felon fa longueur, on verra remuer le carton ; fi j'ôte au nerf fa ligature , je rétablis la faculté de fentir dans les portions où je l'ai aboli ; pour lors les chofes font *in ftatu quo* , & fi je la remets, il en réfultera le même effet que dans la première expérience.

Je m'en rapporte à tout homme qui fait juger des chofes ; eft-il poffible , dans l'expérience produite par Sénac , que le fluide nerveux, exprimé avec force dans l'intervalle de la ligature & du diaphragme ; occafionnât par lui-même des mouvemens convulfifs ? cela s'appelle , jetter de la poudre aux yeux pour aveugler fes lecteurs.

M. de Vauzefmes va me regarder comme un cenfeur bien févère, comme un homme difficile en affaires ; mais je le prie de confidérer que je ne puis lui donner une plus grande preuve de mon amitié & de mon eftime , qu'en développant & mettant dans tout fon jour une matière des plus intéreffantes qu'ait agité la Phyfiologie , & qu'il a traité d'après les expériences les plus authentiques ; elles font belles à la vérité , mais elles ne me convaincraient pas encore de la néceffité & de l'exiftence du fluide nerveux , fi je n'avais pardevers moi des obfervations , des expériences qui me rendent un des plus zélés défenfeurs de fa thèfe : elles démontrent aux plus incrédules l'exiftence de ce fluide , & comme il eft une correfpondance intime entre l'eftomac & le cerveau , par le moyen des nerfs fympathiques moyens , il a foutenu avec fondement que le *fluide nerveux contribuait à rendre la digeftion parfaite ;* ainfi , mes rides de critique fe font diffipées : je commence par le fait de pratique qui affure la vérité de ce point phyfiologique , qui jouera dans la fuite un grand rôle dans la pratique.

Première Observation.

Tétanos général.

Un valet du Laboureur Thomas furnommé *Grafdos*, demeurant à Auxerre, s'était donné en fouettant fes chevaux, un coup de fon fouet fur le vifage à l'endroit de la peau qui couvre l'os de la pommette; il était âgé d'environ vingt-cinq ans ; la bleffure qu'il se fit paraissait très-légère & faisait dans ce jeune homme si peu d'impression, qu'il vaquait sans peine à ses exercices ordinaires; un peu d'eau de vie unie à l'eau, était le seul moyen qu'il employait pour dissiper ce mal; qui l'eut jamais pensé? au bout de quatre jours, il fut transporté à notre Hôtel-Dieu, attaqué d'un tétanos général; le corps & les extrémités étaient d'une rigidité surprenante; néanmoins les yeux étaient mobiles & sans altération; il parlait distinctement, quoique les mâchoires fussent serrées l'une contre l'autre; il répondait à toutes mes questions, ce qui prouve que les organes de l'ouie, de la langue & de la vue étaient fort libres, que les opérations de l'entendement n'étaient altérées en aucune manière; il n'avait pas de fièvre apparente; elle ne s'est manifestée que vers la fin de la maladie. Pour secourir ce malade, je mis inutilement en usage les saignées du bras, du pied, de la jugulaire, l'émétique pur & en lavage; je fis appliquer aussi infructueusement les ventouses scarifiées, j'avisai même de faire rouvrir la plaie que je pensais avoir causé tout ce désordre; mes efforts n'eurent aucun succès; le malade périt après cinq jours de maladie : je fis ouvrir ce sujet, je ne découvris autre chose que l'engorgement des vaisseaux de la dure-mère & du plexus choroïde; le reste du corps était généralement sain : on ne peut pas dire que l'inflammation de cette enveloppe du cerveau fut la cause de ce tétanos; 1°. Parce que cette membrane est en grande partie insensible, comme il est dé-montré par nos Expériences; 2°. Quand même elle ne le serait pas, elle serait par elle-même incapable de produire cet effet, parce qu'une convulsion aussi générale ne peut venir que de la lésion des nerfs principaux; il faut même que ces organes soient attaqués dans leur principe, à moins que l'engorgement de la membrane mentionnée n'ait comprimé la moëlle allongée; mais comment serait-on fondé à tirer cette conclusion, puisque la fièvre imflammatoire ne s'est déclarée que le dernier jour de la maladie? il faut donc croire que ce tétanos général a été occasionné par la métastase de l'humeur qui avait séjourné & formé matière d'abcès dessous la petite croûte survenue à la suite de la blessure faite par le coup de fouet, que cette humeur repompée avait obstrué l'origine des nerfs, de la moëlle allongée, exceptés ceux qui se répandent sur la langue, l'œil, & la membrane de l'oreille qui reçoit les sons; on ne peut pas rendre autrement raison de ce phénomène: nous sommes donc autorisés à conclure que l'obstruction des nerfs dans leur origine a empêché que le fluide nerveux, qui se sépare des glandes du cerveau pour abreuver les nerfs, n'y ait pénétré, qu'elle a fait à leur égard fonction de ligature; aussi-tôt, les nerfs se sont tendus par la trop grande plénitude; les fibres musculaires qui reçoivent les expansions nerveuses l'ont aussi été, & il est arrivé dans cette occafion un phénomène différent de celui qui réfulte de la ligature d'un nerf particulier, parce que dans cette dernière expérience le fluide nerveux reflue vers les troncs principaux, au lieu que dans l'obftruction de l'origine des nerfs, le reflux du fluide devient impoffible, il eft incarcéré dans les tuyaux; l'obftruction devient d'autant plus dangereufe, qu'il fe fait dans le cerveau un plus grand amas de ce fluide qui cherche à pénétrer dans les tuyaux obftrués.

Il eft donc démontré par ce tétanos que l'altération de l'origine des nerfs a occafionné une tenfion univerfelle, & comme elle ne peut avoir lieu dans des corps auffi lâches & mols que l'eft le fyftême nerveux, on ne doit l'attribuer qu'à l'exiftence d'un fluide fubtil, dont le libre cours dans fes canaux a été fubitement interrompu : il exifte en conféquence un fluide nerveux; que fi l'engorgement des vaiffeaux de la dure-mère & du plexus choroïde a été le feul vice apparent, il ne s'eft formé que fur la fin, c'eft-à-dire quelques tems avant que la fièvre fe déclarât; c'eft pourquoi la funefte maladie que nous venons d'expofer, démontre invinciblement que les nerfs renferment dans leurs tuyaux une liqueur qui les nourrit, les entretient, excite le mouvement & le fentiment dans toutes les parties où ils fe répandent, de même que le fang, en circulant dans le fyftême vafculeux nourrit, foutient & anime tous les membres du corps; le fluide nerveux & le fang font donc les deux principaux agens dont dépendent la fanté & la vie ; ce font eux auffi qui les détruifent : *principium vitæ principium eft mortis.*

Si cette obfervation, quelque concluante qu'elle nous paraiffe, ne fuffifait pas pour prouver incontestablement l'exiftence du fluide nerveux, nous rapporterions plufieurs autres obfervations & expériences qui léveraient tout fcrupule ; j'en choifirai une dans chacune de ces claffes, qui mettront cette vérité dans la plus grande évidence.

Seconde Observation.

Léthargie vaporeufe.

Une Religieufe âgée maintenant d'environ quarante ans, d'un tempérament plus pituiteux & bilieux que fanguin, dont les menftruës ont coulé affez régulièrement, mais en petite quantité depuis le tems où elle a commencé à être réglée, portait fur la paupière fupérieure une tumeur ronde, du volume d'une lentille, qui rougiffait & groffiffait à l'approche & pendant le tems des règles ; tant que la tumeur paraiffait, notre fujet fe portait bien ; lorfqu'au contraire elle difparaiffait, il fe déclarait auffi-tôt un mal de tête qui quelquefois exigeait les fecours de l'art ; il y a environ treize ans qu'elle fut attaquée de l'efpèce de maladie, dont nous allons donner le tableau. Elle tomba dans le moment qu'on s'y attendait le moins, dans un sommeil léthargique, qui fit croire à toute la Communauté qu'elle était morte ; à cette époque, je fus mandé, & j'avouerai bien sincérement que si je n'avais pas apperçu le mouvement du pouls, j'eusse été d'après mes recherches dans la même erreur ; on n'observait effectivement en elle aucun mouvement ni sentiment, ses yeux étaient fermés par les paupières ; quand je les séparais pour m'assurer de l'état des yeux, elles retombaient sur elles-mêmes ; elles étaient flasques & les yeux ternes ; le visage était pâle, & la contraction des mâchoires si grande, qu'on ne pouvait desserrer les dents ; je faisais remuer la tête en tout sens, sans réveiller la malade ; bien plus, j'élevais ses bras, ses jambes, ils s'abaissaient aussi-tôt comme ceux des paralytiques ; je les pinçais assez fortement, rien n'était capable de la retirer de ce sommeil profond ; quelquefois dans un moment imprévu & sans avoir besoin de l'art, elle sortait de cet état léthargique pour y retomber au bout d'une demi-heure ; revenue à elle-même, je l'interrogeais pour savoir si, pendant son sommeil, elle s'était apperçue qu'on l'avait pincée, ou si son esprit avait été présent à quelques discours tenus par les assistans ; elle me répondit qu'elle n'avait rien senti, rien entendu, qu'elle était plongée dans le sommeil, qu'on lui faisait beaucoup de tort quand on la réveillait, parce que l'état où elle se trouvait, pendant qu'elle dormait, était délicieux ; elle ne pouvait néanmoins

cacher ſon chagrin, lorſqu'elle s'appercevait des échi-
moſes qui avaient ſuivi de près le tortillement de
la peau ; elle me recommandait de ne point renouveller de pareilles épreuves auxquelles ſa ſituation
l'avait rendue indifférente ; au reſte, notre malade
n'éprouva point de fièvre ni pendant ni après l'accès,
& ſa reſpiration, qui néceſſairement avait lieu, était
ſi faible que ſes mouvemens ne ſe manifeſtaient en
aucune manière ; en un mot, rien ne reſſemblait
mieux à une perſonne morte que cette Religieuſe.

Le caractère de cette maladie me fut bien vîte
connu, ſur-tout quand je l'eus vu revenir de tems
à autres de ce ſommeil léthargique, ordinairement
précédé par une peſanteur de tête & d'eſtomac ; je
conclus alors que cette léthargie n'était que ſymptomatique & l'effet de la paſſion hyſtérique, cauſée &
entretenue par une humeur ſcorbutique dont la
nature ſe déchargeoit périodiquement ſur une des
glandes des paupières, que cette ſéroſité repompée
dans la maſſe du ſang s'était jettée vers la baſe des
lobes du cerveau, avait abreuvé le principe des nerfs,
les avait pénétrés, relâchés & obſtrués ; enforte qu'elle
avait par-là enlevé à leurs productions leur ton naturel, juſqu'à ce que briſée en partie par la circulation du ſang & diminuée de volume, ce ton ſe fût
rétabli, ou naturellement, ou par le moyen de l'art.
Je traitai en conſéquence cette maladie comme une
perſonne attaquée de vapeurs hyſtériques ; je mis en

usage les saignées du bras, du pied, les potions cordiales, un léger vomitif, des lavemens émoliens rendus quelquefois purgatifs, des purgations douces dont les ingrédiens n'étaient pas capables de causer dans les solides un ébranlement trop considérable, mais suffisant pour procurer une évacuation abondante; je rendis aussi ces potions anthelmentiques; j'essayai même l'usage des potions huileuses & contrevers, parce que je soupçonnais que ces insectes qui naissent si familièrement dans le canal des alimens, pouvaient jouer un rôle dans une maladie aussi extraordinaire; je procurai la sortie de quelques strongles, qui probablement n'étaient que cause accidentelle, puisque le sommeil léthargique revenait encore de tems à autre. Outre les remèdes dont je viens de parler, j'employai les anti-scorbutiques & les opiats composés de stomachiques, d'absorbans, de purgatifs & d'apéritifs; ils ont eu un certain succès, puisque les accès ont été depuis si rares, ont duré si peu de tems que la malade s'est déterminée à confier aux soins de la nature sa guérison radicale, qu'elle peut espérer avec confiance; elle est maintenant hors de son tems critique, sans accidens particuliers; sa santé paraît être assez bien rétablie depuis quinze mois, pour ne plus avoir à redouter le retour d'accès aussi effrayans que ceux dont elle a été le jouet pendant un certain nombre d'années.

Ces deux observations, toutes opposées qu'elles

foient entr'elles, démontrent merveilleufement l'exiftence du fluide nerveux qui, partant du principe des
nerfs, s'étend dans toute l'étendue de leurs productions; il n'en eft pas d'eux comme des artères & des
veines; le fang qui coule dans les premiers tuyaux
fe décharge dans les feconds, & celui qui abreuve
ceux-ci revient au cœur pour être rendu aux artères:
c'eft une circulation perpétuelle de liqueurs dans des
canaux différens, puifque les uns la tranfmettent avec
des mouvemens femblables à ceux du cœur, je veux
dire, de diaftole & de fiftole, tandis que les autres,
exceptées la jugulaire & la veine-porte, n'admettent
point des battemens alternatifs; les nerfs fe répandant généralement dans toutes les parties du corps,
n'excluent de leur influence que quelques portions de
la machine peu effentielles à la confervation de la
vie; ces organes repréfentent, on ne peut mieux, les
cordes d'un violon, qui tantôt fe relâchent & tantôt
s'étendent, felon qu'elles font plus ou moins humi-
des, plus ou moins diftendues; ils feraient facilement regardés comme des cordons & l'on ne croirait
pas qu'ils fiffent fonction de canaux, fi les expériences
faites depuis long-tems fur eux n'euffent conftaté
d'une manière voifine de l'évidence l'exiftence d'un
fluide quelconque qui, parfaitement analogue au flux
& reflux de la mer, fe porte depuis l'origine de ces
corps fenfibles jufqu'aux extrêmités de leur empire &
revient fur fes pas, fans couler dans des tuyaux

intermédiaires ; mais ce qui donne à cette vérité le dernier degré d'authenticité, est l'effet opposé qu'ont produit sur l'origine des nerfs l'humeur d'abcès qui a développé le tétanos mortel dont a été attaqué le sujet de la première observation, & la lymphe scorbutique qui a fait tomber le sujet de la seconde dans une léthargie vaporeuse, qui ne différait de la mort naturelle que par l'existence de la circulation du sang qu'on ne pouvait méconnaître en touchant le pouls de la malade ; il est certain que dans le premier cas l'irritation qu'avait occasionnée la liqueur âcre qui bouchait l'orifice des nerfs dans leur principe, avait mis toutes les parties auxquelles ils répondent dans une tension extraordinaire & uniforme ; cette observation s'opposait à l'exercice des fonctions principales, comme on voit le polype interrompre le cours de la circulation du cœur dans les artères ; il n'est pas moins vrai que dans le second cas, la lymphe qui s'était répandue sur la base du cerveau avait fermé l'entrée de ces petits canaux, sans les irriter ; elle les avait simplement relâchés & abreuvés de façon à occasionner, pendant le cours de l'accès, une insensibilité générale, semblable à celle qu'on observe dans la léthargie, l'apoplexie, la paralysie, &c., qu'elle aurait eu des conséquences funestes, si cette espèce d'obstruction eut persévérée un plus long espace de tems : tout le monde sait que le mouvement musculaire, celui du cœur & du système artériel dépendent du ton des nerfs, de la liberté de leur jeu, & qu'un relâchement exceſſif les anéantiſſant, la circulation du ſang aurait ceſſé & fait périr la malade.

J'ai promis de confirmer mon aſſertion par une expérience ; je me hâte de tenir ma parole.

Je ne ſais ſi mes Lettres à M. Haller ſont connues de M. de Vauzeſmes, je ne veux parler que de celles qu'il a bien voulu faire imprimer dans le ſecond volume de ſes Mémoires ſur les parties ſenſibles & irritables du Corps Animal ; ſi M. de Vauzeſmes ne les a pas encore lues, je lui apprendrai que dans la ſeconde de ces Lettres, je fais part à ce Savant d'une expérience d'autant plus importante qu'elle me paraît fixer d'une manière irrévocable le point précis où commencent le ſentiment & la convulſion dans le cerveau, & par conſéquent le ſiége de l'ame qui, ne ſe faiſant remarquer que dans les parties ſenſibles, eſt indifférente aux bleſſures faites au cerveau, juſ-qu'à ce qu'on ſoit parvenu à la ſubſtance des corps cannelés : c'eſt donc dans la baſe du cerveau que s'exercent les principales opérations de l'entende-ment ; c'eſt là qu'on trouve le palais des miniſtres de cette ſubſtance ſpirituelle, toujours préſente aux im-preſſions agréables ou déſagréables que le corps reçoit, ſoit en général, ſoit en particulier ; c'eſt dans cet endroit qu'elle réſide ſpécialement, qu'elle ſe plaît à donner ſes ordres, à exciter, développer, entretenir,

augmenter & quelquefois retarder les mouvemens
néceſſaires à la conſervation de la vie , à l'entretien
ou au rétabliſſement de la ſanté ; c'eſt de là que
partent ces oracles que nous rend l'organe de la
parole ; c'eſt à ſon trône que parviennent ces ſons
qui perpétuent la correſpondance admirable qu'on
remarque parmi les hommes, d'où naît cette aimable
ſociété qui leur fait ſupporter les amertumes de la
vie ; c'eſt auſſi dans ce lieu que ſe rendent , comme
dans un centre de réunion , une infinité de rayons de
lumière qui tranſmettent à l'ame la figure , la con-
formation , la ſtructure des objets extérieurs ; là ſe
rapportent les différentes impreſſions que les alimens
font ſur les nerfs de la langue , du palais , de la
gorge , de l'eſtomac & du canal inteſtinal ; cette baſe
du cerveau eſt un tribunal impartial où l'eſprit juge
ſainement de ce qui ſe paſſe dans l'intérieur & à l'extérieur de la machine à laquelle il eſt uni , au moins
dans l'état de ſanté ; en conſéquence , il détourne par
toutes les voies poſſibles ce qui peut nuire & préju-
dicier aux intérêts de ſa compagne ; il favoriſe le bon
ordre des fonctions corporelles , met tout en uſage
pour ſoutenir l'équilibre entre les ſolides & les fluides
dont dépendent la ſanté & la vie ; il fait plus , il ſaiſit
avec avidité les avis qui lui ſont donnés de la part des
portions nerveuſes les plus éloignées , il les admet
dans ſa familiarité , s'en ſert pour aller à la découverte des objets dont il peut tirer avantage ; il les

employe auſſi pour reconnaître les ennemis extérieurs qui ſe réuniſſent à l'effet de détruire le commerce intime établi entre lui & le corps ; ſitôt qu'il les a reconnus, il met en uſage les armes propres à les écarter & les diſſiper.

Toutes ces opérations ſe font avec une vivacité incroyable, par le moyen des nerfs qui, depuis leur origine juſqu'à leurs extrêmités, ne forment qu'un tout, une eſpèce d'arbre, dont les branches ſe rapportent au tronc ; celui-ci eſt ſi bien défendu par les parties environnantes, qu'il faut des accidens bien extraordinaires pour le bleſſer ; l'auteur de la nature l'a mis, autant qu'il était poſſible, à l'abri des injures, parce que ſa léſion aurait entraîné la ruine totale de la correſpondance & occaſionné la mort.

Cette influence des nerfs ſur l'ame s'opère par une faculté, principe du plaiſir & de la douleur, que l'on appelle *Senſibilité*, qui n'eſt autre choſe que la faculté qu'ont ces organes de recevoir les impreſſions faites ſur eux par les objets extérieurs ; l'effet gracieux ou déſagréable qui en réſulte excite dans l'ame la joie ou la pénètre de douleur ; ces ſenſations ſont plus ou moins vives, relativement à l'ébranlement plus ou moins grand fait ſur les organes des ſens ; c'eſt pourquoi, le ſentiment eſt plus ou moins étendu, eſt ſuivi de conſéquences plus ou moins favorables au bon ordre phyſique & moral.

Il fallait, pour opérer de si grandes merveilles, que la correspondance ne fut interrompue par aucun agent intermédiaire qui en aurait troublé l'harmonie; aussi, les nerfs ont-ils été regardés jusqu'au siècle présent comme des fils continus, comme des cordes de violon d'un tissu homogène, dans lesquelles on n'a pu entrevoir avec les meilleurs microscopes un tuyau qui recéla un fluide quelconque; il fallait donc, pour soupçonner avec quelque fondement l'existence d'un fluide qui coulât dans leur centre, pour les faire regarder comme des canaux lymphatiques, constater par des observations & expériences concluantes, qu'il était aussi ridicule de ne le point admettre, qu'il le serait maintenant de rejetter le système de la circulation du sang; or, outre les observations & expériences qui ont été publiées jusqu'à ce jour, j'ai rapporté deux faits de pratique qui, considérés dans leurs extrêmes, concourent à démontrer l'existence d'un fluide nerveux.

Je vais maintenant faire connaître que mes expériences sur le cerveau ne sont pas moins frappantes & sont des armes victorieuses contre ceux qui voudraient demeurer dans le préjugé des anciens.

M. Tandon, Médecin Anatomiste de l'Université de Montpellier, fit en 1755 diverses tentatives sur le cerveau pour savoir s'il était sensible ou non; les différens instrumens qu'il plongeait dans la substance de ce viscère, prouvaient évidemment qu'il était privé en partie de sensibilité; on pouvait même assurer que la partie corticale n'était douée de cette faculté dans aucun point de son étendue; en conséquence, on ignorait dans quel endroit de ces lobes commençaient la douleur & la convulsion qui suivent la lésion des parties sensibles du cerveau, parce qu'on n'avait pas imaginé le moyen que j'ai mis en œuvre depuis ce tems, & dont j'ai fait mention dans le détail des expériences que j'ai tentées sur ce viscère; voici mon procédé :

Arrivé à Auxerre, je me transportai à la Boucherie, je choisis des veaux préférablement à tout autre animal, parce qu'ils sont plus doux & que la substance de leur cerveau est fort étendue; j'enlevai une bonne partie de la peau, je ruginai les os du crâne, qui ne sont pas couverts de muscles, je veux parler des pariétaux; je fis appliquer sur chacun d'eux la couronne du trépan; je découvris en conséquence la dure - mère dans deux endroits correspondans à deux points des lobes analogues entr'eux; je cautérisai la membrane avec le beurre d'antimoine, & quand je fus assuré que je pouvais faire passer sans obstacle un corps étranger dans la masse médullaire du viscère, je donnai la figure cylindrique à deux petites lames de plomb dans lesquelles était un axe qui devait servir de point d'appui à une aiguille d'emballeur, destinée à conduire ces corpuscules

jusqu'à

jufqu'à l'endroit où l'animal commencerait à être
fenfible ; je les fis effectivement pénétrer l'un après
l'autre, felon la perpendiculaire, jufqu'au point indéterminé de l'organe mentionné, & ne retirai l'aiguille que quand l'animal témoigna, par un mouvement irrégulier, qu'il fouffrait ; j'ordonnai immédiatement après au Boucher de couper la tête du
veau & de ne pas l'affommer avec une maffue felon
fa coutume, pour ne pas déranger notre ouvrage ; la
tête fut en conféquence coupée, le crâne fcié, la
membrane enlevée, le cerveau difféqué par feuillets
jufqu'aux portions de la moëlle qui recélaient les
morceaux de plomb ; je les trouvai l'un & l'autre
dans la fubftance des corps cannelés, de forte qu'ils
m'ont parus être au même niveau, d'où je conclus
qu'une très-grande partie du cerveau était infenfible,
qu'il n'était doué de cette qualité que dans fa bafe où
ces corps s'obfervent ; l'expérience répétée plufieurs
fois, le réfultat a toujours été le même, d'où il fuit
que le fiége de l'ame n'eft pas dans la partie fupérieure
de ce vifcère, mais dans l'inférieure, en commençant
par les corps cannelés,

Je voulus enfuite porter plus loin mes vues & faire
pénétrer mes cylindres au-delà des corps cannelés ;
non-feulement les yeux devenaient convulfifs & les
mufcles extérieurs de la tête étaient agités de mouvemens convulfifs très-violens, comme cela arrivait
ci-devant, mais même les mufcles du col, du

thorax, d'une bonne partie du dos & des pattes éprouvaient les mêmes effets , & lorſque je portai les corps
cylindriques dans la moëlle de l'épine , il ſurvenait
un tremblement univerſel & une agitation convulſive, continuelle , qui ſe terminait en véritables convulſions , ſemblables au tétanos.

Les deux obſervations de pratique & nos expériences ſur le cerveau ſe réuniſſent pour démontrer &
nous faire connaître que la léſion de l'origine des
nerfs , tant de la moëlle allongée que de l'épinière ,
interrompt le cours d'un ſuc qui coule depuis la baſe
du cerveau juſqu'aux extrêmités de leurs tuyaux ; que
les nerfs peuvent être obſtrués , ou par une lymphe
âcre , ou par une humeur épaiſſe , ou par la compreſſion d'un corps étranger.

Dans le premier & le dernier de ces événemens ,
le ſyſtème nerveux irrité , ébranlé , s'étend comme
des cordes de violon , parce que le fluide nerveux n'a
plus ſon mouvement de flux & de reflux , auſſi facile
& auſſi libre que dans l'état naturel , & qu'il ne peut
plus être rafraîchi par la lymphe tenue que lui fournit
perpétuellement la ſubſtance médullaire ; d'ailleurs ,
le ſolide eſt bleſſé dans ſon principe ; c'eſt pourquoi
les expanſions nerveuſes participent à cet état , mettent les muſcles & les parties muſculeuſes où elles
ſe répandent dans des agitations convulſives ; de cette
théorie dépend l'explication du tétanos que nous avons

obfervé dans le Valet du Laboureur *Thomas*, & de celui qui s'eft fait remarquer dans les fujets de nos expériences.

Dans le fecond événement, une lymphe épaiffe fermait bien l'ouverture fupérieure de tous les nerfs; mais elle n'était point âcre, elle était feulement épaiffe & abondante, relâchait le tiffu des cordons nerveux, fe brifait au bout d'un certain tems par l'action du fang qui fe portait au cerveau; & l'obftruction qu'elle produifait avait un effet tout différent de celui qui réfulte de l'âcrimonie & de la compreffion : en conféquence, rien d'étonnant, fi nous avons obfervé dans la Religieufe mentionnée tous les fymptomes de la léthargie, de la paralyfie parfaite & univerfelle, au lieu d'y appercevoir tous les accidens qui accompagnent la trop grande tenfion; & comme l'effet du relâchement a été auffi général & auffi fubit que celui de la tenfion, & que d'ailleurs, nous ne pouvons expliquer ces phénomènes, fans admettre la préfence d'un fluide nerveux, nous fommes en droit de conclure :

1°. Qu'il exifte un fluide nerveux, qui fe répand depuis le nerf principal jufqu'à fon extrêmité.

2°. Qu'on ne peut point boucher fon orifice fupérieur, fans ébranler, tendre, ou relâcher tous les points du fil continu qu'il forme & de fes expanfions, felon l'efpèce de corps qui agit fur lui.

3°. Que la partie supérieure du cerveau doit être regardée comme une protectrice qui met ces corps, miniſtres eſſentiels de l'ame, à l'abri de toute injure, & qu'elle fournit continuellement un aliment, ſans lequel ils perdraient leur ton & leur ſoupleſſe.

4°. Enfin, que les deux ſubſtances, la corticale & la médullaire, s'entr'aident réciproquement pour perpétuer la conſervation du fluide dont nous avons ſuffiſamment établi l'exiſtence.

Telles ſont les réflexions que j'ai cru devoir faire, pour répondre à la complaiſance que M. Rouſſel de Vauzeſmes a eue de me communiquer ſon ouvrage : elles partent de la main de l'amitié qu'il a ſçu m'inſpirer, dont les ſentimens ne ſeront jamais plus altérés, que ceux qui m'ont porté à défendre, avec le plus de dignité poſſible, les vérités précieuſes, que ſon zèle pour le progrès des ſciences lui a fait découvrir.

A Auxerre, ce 28 Mars 1779.

MÉMOIRE V.

EXISTENCE, Cauſe & Effets du Mouvement alternatif du Cerveau & de la Dure - Mère, analogue à celui de la Respiration.

Préſenté à l'Académie Royale des Sciences de Paris.

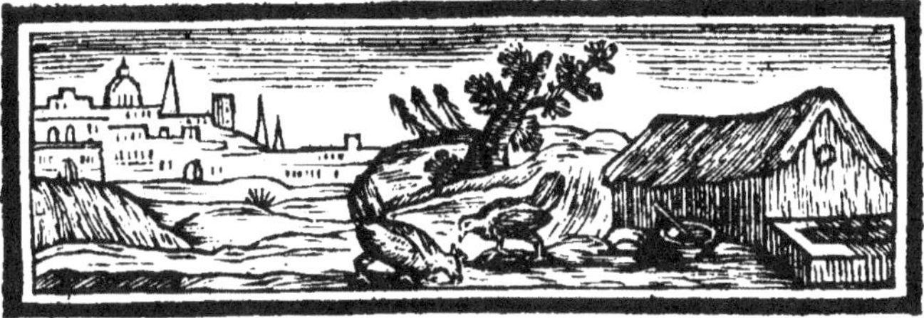

MÉMOIRE V.

EXISTENCE, CAUSE ET EFFETS DU MOUVEMENT ALTERNATIF DU CERVEAU ET DE LA DURE-MÈRE, ANALOGUE A CELUI DE LA RESPIRATION.

TOUTES LES FOIS que, fans approfondir une matière, on ne prend pour bouffole de fes idées que celles des perfonnes graves & fcientifiques, qui veulent bien nous les tranfmettre, on fe met dans le rifque de tomber dans des erreurs, d'autant plus condamnables, qu'on fait moins d'efforts pour s'en garantir. Entièrement pénétré de ce principe, je me fuis imaginé que j'avais été jufqu'à préfent ttop crédule, qu'il était tems de me délivrer de préjugés dont

P 4

on remplit ordinairement l'efprit des jeunes gens, trop faciles à recevoir les premières impreffions : j'ai défiré connaître le vrai, & j'ai employé l'unique moyen pour y parvenir ; j'ai voulu examiner toutes chofes, avant que de porter fur elles mon jugement ; je fuis même revenu fur mes pas, dans la crainte où j'étais de m'être trompé, j'ai mis en ufage toutes les reffources que l'expérience & l'obfervation, ces deux mobiles des fciences, pouvaient me procurer ; malgré ces précautions, je ne fuis pas encore affuré de ne m'être pas fait illufion ; peut-être eft-il arrivé que l'abondance des richeffes que la nature m'a développées, loin d'éclairer mon efprit, n'a fervi qu'à l'aveugler davantage : c'eft pourquoi j'ai pris le parti, Meffieurs, de me repofer moins fur mes lumières que fur celles de la compagnie favante à qui j'ai l'honneur d'adreffer cet écrit ; juge par état des ouvrages fcientifiques, relatifs à la connaiffance parfaite du corps humain, confidéré dans l'un & l'autre de fes états de fanté & de maladie ; j'ai cette confiance qu'elle recevra avec plaifir celui-ci, qui a pour objet de s'affurer de l'exiftence, de la caufe & des effets du mouvement alternatif du Cerveau & de la Dure-Mère, analogue à celui de la Refpiration ; fon jugement fera la règle du mien, & lui donnera droit à mes fentimens de refpeét, d'attachement & de reconnaiffance.

SECTION PREMIERE.

Sentimens des Auteurs.

ON a prétendu depuis un petit nombre d'années avoir fait la découverte d'un mouvement alternatif, particulier au cerveau & à la dure-mère, analogue à celui de la respiration, par le moyen duquel l'un & l'autre s'élèvent pendant l'expiration & s'abaissent pendant l'inspiration ; une thèse soutenue dans les Écoles de la Faculté de Médecine de Paris en 1737, commença à en établir l'existence ; elle portait pour titre : *an diversâ causâ moveatur cerebrum & dura-meninx.*

Depuis, M. Bouillet, Docteur en Médecine & Secrétaire-Perpétuel de l'Académie de Béziers, fort connu par plusieurs dissertations bien travaillées, cherchant à combattre le sentiment de ceux qui regardent les rhumes de cerveau comme des chimères, enfans de l'imagination, fait voir par plusieurs expériences, qu'il entre de l'air dans le cerveau, qu'il y agit comme dans le poulmon par un mouvement de dilatation & de constriction, qu'ainsi le cerveau doit être envisagé comme un poulmon intérieur; il l'appelle *intérieur*, parce qu'il pense que l'habitude du corps est un poulmon extérieur & qu'il en fait les fonctions.

Qu'il entre de l'air dans le cerveau , c'eſt une propoſition qui , ſelon cet Auteur, devient hors de doute : pour s'en convaincre , que l'on ſouffle dans un tuyau appliqué aux productions mamillaires, couchées ſur la lame cribleuſe de l'os ethmoïde , l'on verra le ſouffle diſtendre le ventricule , pénétrer juſqu'à l'entonnoir & ſoulever toute la maſſe du cerveau.

Qu'on adapte auſſi un pareil tuyau à l'entonnoir , l'air qu'on y fera paſſer , entrera dans les ventricules, ſoulévera le cerveau & ſortira par les allongemens mamillaires; ſi ces expériences, dit-il, ne réuſiſſent pas dans l'homme, il ne s'enſuit pas qu'on doive les rejetter ; d'ailleurs, on obſerve tous les jours qu'il coule à travers les petits trous de la lame cribleuſe de la ſéroſité , du ſang, du pus ; l'air peut, à plus forte raiſon, y paſſer , quoiqu'il ne ſoit pas viſible.

La ſeconde propoſition porte avec elle autant d'évidence que la première , le mouvement alternatif ſe voit dans les brutes & dans les hommes, après l'opération du trépan ; on le ſent au toucher ſur la tête des enfans nouveaux nés, ſi l'on applique la main à l'endroit où la ſuture ſagittale ſe joint avec la coronale , & afin , ajoute M. Bouillet, qu'on ne croye pas que la dure - mère jouiſſe ſeule de ce privilège, on n'a qu'à couper cette membrane, on appercevra le cerveau s'élever; le mouvement augmente lorſqu'on enfonce le ſcalpel dans la ſubſtance du viſcère ; il devient encore plus confidérable, à mefure que le pouls & la refpiration font plus forts.

Mais quand on n'aurait pas des preuves auffi frappantes, M. Bouillet penfe que les traces gravées dans l'intérieur du crâne par les circonvolutions de la face externe, feraient affez fenfibles pour faire admettre fon fentiment ; on aurait cependant tort de conclure de cette obfervation conftante que la caufe du mouvement ci-deffus mentionné dérivât du battement des artères, ce ferait comme fi l'on voulait attribuer à la même caufe le gonflement des poulmons ; d'ailleurs, la figure cylindrique que les vaiffeaux artériels affectent en entrant dans le cerveau, occafionne de la diminution dans les battemens ; c'eft donc à l'air qu'il convient, felon cet Académicien, de rapporter la caufe de ce double mouvement, qui fait l'objet de fa differtation intéreffante, qu'il fortifie de plufieurs obfervations curieufes, dont le détail eft trop long pour entrer ici.

Parmi les Mémoires préfentés à l'Académie Royale des Sciences, nous en voyons un de M. Schlichting, d'Amfterdam, imprimé en latin, intitulé *de motu Cerebri*, dans lequel, après avoir réuni fes regrets avec ceux de M. Winflow fur le petit nombre d'expériences qu'on avait faites jufqu'à préfent fur le cerveau, & les fables qu'on avait débitées fur fon méchanifme, il entre en matière & dit, que toutes les fois qu'il a eu occasion d'examiner le cerveau des animaux vivans, après avoir enlevé la partie supérieure du crâne, il a observé qu'à chaque expiration le cerveau s'élevait ou se gonflait, & qu'à chaque inspiration, il s'abaissait ou diminuait de volume : les chiens, les chats, les lapins, les vaches, les veaux, les chevaux & les hommes martyrisés ou blessés lui ont fait connaître cette vérité ; ces derniers entr'autres devaient par préférence décider la question. Il rapporte plusieurs exemples de personnes à qui le crâne a été enlevé par accident, & dans lesquelles on a remarqué sans obscurité les mouvemens alternatifs d'élévation & d'abaissement de la dure-mère & du cerveau analogues à ceux de la respiration, mais en tems contraires ; le tableau des preuves de sa démonstration est trop étendu, pour que j'entreprenne de le tracer d'après l'original auquel je renvoye le lecteur qui consultera les Mémoires de l'Académie Royale des Sciences pour l'année 1744.

Les expériences sur le cerveau sont effectivement fort rares ; il faut, pour en tirer des résultats exacts, user de beaucoup d'artifice, attendu que ce viscère est ample & d'une consistance fort molle, sur-tout dans les jeunes sujets.

Si nous devons au cœur cette admirable circulation qui arrose toutes les parties de notre machine ; si c'est à lui que doit se rapporter la secrétion de toutes nos humeurs dans les différens organes qui leur font propres; fi c'eft lui qui anime & échauffe tous les refforts qui confpirent à entretenir & conferver notre individu, nous ne devons pas auffi refufer au cerveau le privilège d'être le trône de la fubftance fpirituelle qui dirige tous les mouvemens dépendans de notre volonté; c'eft du centre de fon empire qu'elle fait diftribuer par les nerfs, fes miniftres, ce fuc bienfaifant, effentiel à la fubfiftance du cœur, fans lequel cet organe, les mufcles & les parties mufculeufes n'auraient que ce mouvement d'irritabilité ou animal, annexé à la fibre mufculaire, coadjuteur du mouvement vital qui ne règnerait que très-peu de tems après la mort, parce que la durée de fon exiftence eft en raifon de la chaleur qui l'entretient, & que cette dernière propriété n'exifte que par l'action du fang fur les folides qui l'abreuvent jufqu'au dernier moment de la vie; les recherches fur le cerveau font en conféquence très-importantes, & demandent, pour les faire adopter, un degré d'évidence auquel on ne puiffe fe refufer.

M. Schlichting n'a donc point eu tort de regretter avec M. Winflow qu'on n'ait fait fur le cerveau qu'un petit nombre d'expériences : fon zèle pour les progrès des connaiffances phyfiologiques, qui ne peut être trop applaudi, a déterminé quelques Anatomiftes & Médecins à le feconder; M. Haller, fon favant difciple Walftorff, habile Médecin d'Heidelberg, &

M. de Laumuré , Profeſſeur des plus laborieux , ont traité la matière ; j'expoſerai leurs ſentimens après avoir parlé de la manière de penſer de M. Schlichting , ſur la cauſe qu'il aſſigne à la production de ce mouvement particulier.

Cet Auteur paraît fort embarraſſé , lorſqu'il s'agit de ſe déterminer ſur l'agent producteur de ce double mouvement ; eſt-ce l'air , eſt-ce le ſang , embraſſera-t-il le ſentiment du grand Boerhaave , ou celui du ſavant Secrétaire de l'Académie de Béziers ? Soutiendra-t-il que le ſang & l'air conſpirent tous deux à ſa formation , ou bien croira-t-il que le cerveau a de même que le cœur ſes mouvemens réguliers de diaſtole & de ſiſtole ? Il y a en effet du rapport entre les mouvemens du cœur & ceux de la reſpiration ; ils ſe ſuccédent les uns aux autres ſi régulièrement , qu'ils ne laiſſent point entr'eux d'intervalle de tems vuide & qu'on a peine à découvrir la cauſe déterminante de leur action ; & comme M. Schlichting n'a pas fait des expériences poſitives , propres à en démontrer l'exiſtence , il aime mieux n'en aſſigner aucune.

Ce phénomène important , apperçu depuis peu d'années , ne devait pas être indifférent à l'illuſtre Phyſiologiſte Haller , il veut s'aſſurer en Phyſicien curieux de ſon exiſtence & de la cauſe de ſa formation ; il prend la réſolution de faire des expériences

avec M Walftorff, étudiant pour lors à Goëttingue ;
il réfulte de leurs recherches : 1°. qu'il exifte dans
l'animal & dans l'homme un mouvement de dilatation & de refferrement, autrement dit, d'élévation
& d'abaiffement commun au cerveau & à la dure-
mère ; 2°. qu'il eft analogue à celui de la refpiration ;
3°. qu'il fe fait en tems contraires, c'eft-à-dire, que
le cerveau & fon enveloppe, la dure-mère, s'élèvent
dans le tems de l'expiration & s'abaiffent dans celui
de l'infpiration ; 4°. qu'il n'exifte pas dans les adultes
ni dans les animaux qui ont paffé le tems de la première jeuneffe ; 5°. que fe refufant à l'obfervation
dans la fimple opération du trépan, il fe manifefte
évidemment quand on fépare la dure-mère de la
boëtte offeufe ; 6°. qu'il n'a point été apperçu par
MM. Schlichting, Haller & Walftorff, dans les
animaux aquatiques, rangés dans la claffe des poiffons, ni dans les oifeaux ; 7°. que ce renouvellement
eft commun au cerveau & au cervelet, quoiqu'il ne
fe faffe appercevoir que très-rarement dans ce dernier
organe ; 8°. qu'il eft d'autant plus évident & plus
prompt, que les mouvemens de la refpiration font
plus accélérés & plus étendus ; 9°. enfin, qu'il n'a
lieu dans l'enveloppe mentionnée, dans le cerveau
& le cervelet, qu'autant que la dure-mère eft féparée
du crâne, ou naturellement, ou par le moyen de fon
décollement avec les doigts.

Si l'on veut fçavoir maintenant qui peut avoir

donné naiſſance à cette double action, dont l'effet ne paraît pas devoir concourir, comme celle du cœur, des artères & de la reſpiration, à l'entretien & à la conſervation de la vie, M. Haller vous aſſurera, fondé ſur un grand nombre d'obſervations faites avec beaucoup de ſoin, & les obſervations les plus ſcrupuleuſes, qu'on doit l'attribuer au reflux du ſang veineux ; nous obſervons en effet que le ſang qui coule dans les veines, ſur-tout dans les jugulaires, donne des marques de ſa préſence dans un moment différent de celui où les artères exécutent leurs mouvemens de diaſtole & de ſiſtole, qu'il gonfle ces canaux & paraît remonter dans l'inſtant de l'expiration & deſcendre dans celui de l'inſpiration ; c'eſt pourquoi l'on voit la veine cave tantôt deſcendre vers les reins, ſe vuider & pâlir, quand l'air entre dans les poulmons, tantôt au contraire ſe remplir, ſe gonfler, ſe colorer & remonter, quand cet élément en eſt expulſé ; nous remarquons d'ailleurs que ſi la reſpiration de l'animal eſt ſuſpendue, le mouvement du cerveau, objet de nos recherches, l'eſt auſſi ; par conſéquent nous ſommes, d'après cet Auteur, ſuffiſamment autoriſés à croire que le mouvement alternatif du cerveau, de la dure-mère & du cervelet, ne peut être produit que par le reflux du ſang veineux dans ces parties ; mais ſi, portant nos vues plus loin, nous étions curieux de ſonder la raiſon de la régularité de cette alternative entre les

mouvemens

mouvemens de la respiration & ceux des veines, Haller la découvre dans l'action du diaphragme sur la veine cave, & la pression de la poitrine qui fait refluer le sang veineux vers le cerveau; telles sont, selon lui, les causes physiques & productives de ce mouvement singulier; c'est par leur influence que la dure-mère se colle peu-à-peu sur la surface intérieure du crâne, que ses vaisseaux forment des retraites, des loges, en déprimant par leurs battemens continuels cette table spécialement flexible dans les jeunes sujets, sur-tout dans les enfans, & ce qui démontre que l'action seule des vaisseaux y a part, c'est qu'on n'observe de sillons que sur les endroits où se trouvent ces tuyaux & qu'ils suivent exactement leur direction.

Cette opinion de MM. Haller & Walstorff était d'un genre nouveau; elle était ingénieuse, séduisante, & rendait raison des phénomènes que le cerveau, la dure-mère & le cervelet offraient à l'observateur; elle ne pouvait manquer, en se répandant, d'être reçue avec applaudissement; mais elle eut le sort de presque toutes les découvertes; ceux qui en reçoivent les premières nouvelles ne négligent aucune peine, pour s'en faire regarder comme les créateurs; c'est pourquoi l'on vit à cette occasion s'élever une contestation entre M. Haller & M. de Lamure, Professeur de Médecine en l'Université de Montpellier; les relations que ce dernier savant avait avec M. Boissier de Sauvages, aussi Professeur,

Tom. I. Q

correspondant & ami de M. Haller, firent croire qu'il y avait eu un abus de confiance ; en conséquence, le Sénateur de Berne se plaignit hautement de ce que ses Lettres où il faisait mention du reflux du sang veineux, comme cause physique du mouvement alternatif du cerveau &c., avaient été communiquées à M. de Lamure ; qu'il n'était point surprenant que ce Professeur eût fait des expériences & composé un Mémoire sur la même matière ; en effet, M. de Lamure adressa, à-peu-près dans le même tems de la réception de ces Lettres, une Dissertation à Messieurs de l'Académie Royale des Sciences de Paris : les expériences qu'elle contient établissent solidement l'existence du double mouvement, & l'on y voit les mêmes procédés que M. Haller avait employés pour en découvrir la cause, que l'Auteur prouve devoir être attribuée au reflux du sang veineux.

Le soupçon que jeta M. Haller sur la conduite de MM. de Lamure & de Sauvages, ne pouvait manquer de paraître injurieux, quand même il eut été bien fondé ; aussi, M. de Lamure s'empressa de se laver de l'imputation odieuse de plagiat ; M. de Sauvages attesta de son côté qu'il n'avait pas fait part à son ami des Lettres qui lui étaient adressées, mais que les expériences de M. de Lamure, dont il avait été témoin, étaient totalement conformes à celles de M. Haller ; on peut voir l'extrait de sa Lettre dans sa Dissertation latine, intitulée, *de Sanguinis motu.*

Ne peut-il pas arriver que deux Savans travaillent en même-tems un Mémoire fur le même plan? que leurs idées foient entièrement reffemblantes, puifqu'elles tendent à établir des vérités que la nature dévoile à l'un comme à l'autre? La candeur qui doit régner entre des Auteurs d'un mérite auffi éminent, que celui des deux Profeffeurs dont nous venons de parler, fait regarder cet événement plutôt comme un phénomène littéraire, que comme un plagiat fi commun parmi les ignorans & les demi-favans: c'eft pourquoi, nous fommes bien éloignés de penfer que l'un des deux ait copié l'autre, pour s'attirer une gloire peu méritée: auffi, fans porter de jugement dans cette conteftation, nous nous contenterons de profiter de leur découverte que nous avons analyfée, avant de faire connaître notre manière de penfer fur la réalité, la caufe & les effets du mouvement alter-natif que nous allons expofer, le plus fuccinctement poffible, dans les trois fections fuivantes.

Q 2

SECTION SECONDE.

EXISTENCE D'UN MOUVEMENT DANS LA DURE-MÈRE, LE CERVEAU ET LE CERVELET, ALTERNATIF ET ANALOGUE A CELUI DE LA RESPIRATION.

SI je voulais jetter quelques doutes fur la réalité du mouvement du cerveau & de la dure-mère & fur fon analogie avec celui de la refpiration, ce ferait moins pour détruire une vérité atteftée & confirmée par les expériences & obfervations des favans, que pour m'en inftruire plus à fond par les mêmes moyens qu'ils ont employés; ou bien pour faire connaître par le réfultat de mes tentatives, que cette prétendue vérité n'eft qu'une illufion optique qu'on doit attribuer aux procédés, dont on s'eft fervi pour la faire naître : fuppofons donc pour l'inftant que je ne veuille prononcer que d'après mes obfervations, je dirai qu'étant à Montpellier, en 1754, je remarquai ce double mouvement dans un chien que M. Tandon avait trépané ; il fuivait en raifon contraire, les mouvemens de la refpiration.

En 1756, le premier Septembre, je priai Monfieur Martin, Membre de notre Société Littéraire, d'être préfent aux expériences que je defirais faire fur le cerveau; je fis une longue fection au crâne d'un petit chat, né depuis quelques jours; j'examinai fort à mon aife le mouvement alternatif du cerveau, analogue à celui de la refpiration; lorfque cet animal infpirait, la dure-mère formait un creux & le cerveau s'abaiffait; dans l'action oppofée, la petite cavité difparaiffait; l'élévation du cerveau devint bien plus évidente, quand j'eus coupé la dure-mère; l'organe débordait au-delà de la fection.

Le 29 Mai 1757, je conçus le deffein de découvrir le point précis où commençaient la fenfibilité & la convulfion dans le cerveau; je travaillai fur la tête d'un veau que je fis trépaner au milieu des deux os, nommés *pariétaux* : cette opération faite, je n'apperçus point, comme dans le petit chat, les battemens de la dure-mère, ni le mouvement alternatif du cerveau; le fujet de l'expérience quoique d'un âge tendre, ne faifait entrevoir aucune marque du mouvement alternatif, objet de nos recherches, parce que le cerveau & la dure-mère s'étaient acquittés déjà de l'emploi auquel ils font deftinés, fonction dont je parlerai dans le cours de cette differtation, & dont aucun Auteur ne s'eft occupé jufqu'à ce jour.

Je répétai mes expériences dans le mois de Juillet de la même année; je facrifiai un veau & deux moutons; le mouvement du vifcère & les ofcillations de

fon enveloppe ne fe manifeftèrent que dans un des
moutons; encore ce n'était que dans le moment que
je conduifais fa tête du côté oppofé au trépan, de
manière à le gêner; mais quand je laiffais cet animal
dans un état de tranquillité, ou lorfque je levais fa
tête femi-circulairement du côté où le trépan avait
été appliqué, les parties mentionnées reftaient dans
un état de tranquillité parfaite; ces fituations de gêne
& de repos ne faifaient pas varier les effets; enforte
que j'obfervais fort à mon aife l'exiftence du mouvement alternatif dans un état gênant & non dans l'état
libre; je m'affurai bien plus pofitivement de ces
phénomènes oppofés l'un à l'autre lorfque je coupai
la dure-mère; je ne fis paraître le mouvement du
cerveau qu'en tournant le col du mouton du côté
oppofé au trépan; ce qui me détermina à conclure
qu'il était facile de faire naître cette double action
de l'enveloppe & du vifcère, en appliquant le doigt
fur les jugulaires, ou bien en gênant la refpiration;
qu'il n'était en conféquence poffible de s'affurer de
la vérité du fait, qu'après avoir enlevé une portion
du crâne.

Le 9 Août, je réitérai la même tentative fur un
mouton : les mouvemens de la dure-mère ne fe dé-
veloppaient que quand je bouchais les narines de
l'animal; ils ceffaient lorfque je laiffais à l'air un
paffage libre; je portai ma curiofité jufqu'au point
de découvrir le cerveau, afin de prononcer fur fon

action ; je coupai la dure-mère en croix ; je n'obfervai le mouvement alternatif que quand je tournais le col de la victime du côté oppofé au trépan ; d'où j'ai conclu que la dilatation & l'abaiffement de la membrane & du vifcère n'étaient point manifeftes, lorfque le cerveau avait acquis un certain degré de confiftance & que la dure - mère avait contracté avec le crâne cette adhérence que le battement des veines jugulaires & des branches de la carotide interne ne manquent pas de former dans les animaux bien plutôt que dans l'homme ; parce que cet être doué de la raifon eft d'une délicateffe beaucoup plus grande & d'un développement plus difficile que ceux qui en font privés.

Le 5 Septembre, je recommençai cette expérience dans un point du crâne différent de celui que j'avais choifi précédemment ; je fis appliquer la couronne du trépan fur l'os occipital : dans quelque fituation que je miffe le mouton, il ne faifait paraître aucun mouvement ; ce qui démontrait évidemment que l'adhérence de la dure-mère était complete : elle l'était en effet, puifqu'en coupant l'enveloppe, je n'occafionnai pas de dépreffion fenfible.

Le 10 Septembre, je fis trépaner une feconde fois l'os occipital d'un mouton, pour voir fi la feconde expérience ferait conforme à la première : la dure-mère & le cervelet étaient dans un état d'immobilité parfaite.

Q 4

J'obfervai néanmoins ce mouvement alternatif fur un veau; il était à la vérité très-faible, & je ne l'obtenais que dans le moment que je couvrais de ma main les narines de cet animal. Cet événement particulier eft arrivé trop fouvent, pour me diffimuler qu'on pourrait par artifice, faire naître, réveiller & développer à volonté ce mouvement fi vanté par plufieurs Phyfiologiftes des plus célèbres; & je ne fuis plus furpris que M. Bouillet ait attribué la caufe de ce phénomène à l'influence de l'air, puifque toutes les apparences favorifaient fon opinion, comme j'ai eu lieu de m'en convaincre en bouchant les narines de plufieurs moutons trépanés dans lefquels je n'obfervais point le double mouvement mentionné, lorfque je les laiffais dans un état de liberté.

Résultat Premier.

Ces différens effais vous ont fans doute facilement convaincu, Meffieurs, de l'exiftence du mouvement alternatif obfervé par les favans auteurs mentionnés dans ce mémoire; mais auffi vous vous êtes apperçu qu'il n'avait lieu que dans les fujets nouveaux-nés, & dans ceux dont la fubftance du cerveau était encore molle, dont la dure-mère n'était point adhérente à la fuperficie intérieure du crâne; & comme il arrive toujours que l'une & l'autre moëllé dont le cerveau eft compofé, acquièrent néceffairement une fermeté affez grande au bout d'un tems plus ou moins long, relativement à l'efpèce d'animal fur lequel on s'inftruit, il n'eft pas furprenant que parmi les fujets de nos expériences, plufieurs n'aient pas offert des marques fenfibles de cette double union, tandis qu'elle était fi manifefte dans d'autres. De-là nous devons conclure qu'elle n'a pas lieu dans les adultes : ce fentiment paraît affez conforme à celui de MM. Haller & Walftorf; ces deux docteurs s'accordent, d'après leurs obfervations & expériences, à prononcer que le mouvement alternatif ne s'apperçoit point, tant que la dure-mère eft adhérente au crâne, & qu'on le fait paraître, quand on a féparé cette membrane de la table offeufe avec laquelle on la trouve unie dans les adultes. N'eft-ce pas affurer de même que moi, qu'il ne peut s'obferver que dans les animaux dont le cerveau eft encore mol, & fon enveloppe libre d'adhérence ?

Résultat II.

Nous fommes fondés à croire que ce mouvement particulier peut être excité & renouvellé, lorfque la dure-mère eft détachée des liens qui l'attachent au crâne; il n'eft donc pas extraordinaire que l'opération du trépan mettant à nud cette enveloppe, il fe manifefte, fur-tout quand à l'aide du décollement, on la rétablit dans fon état primitif.

RÉSULTAT III.

ON peut faire reparaître ce mouvement en interceptant le cours de l'air dans le tems de l'expiration, ou bien en gênant le cours du fang dans les jugulaires, ou bien encore en rendant la refpiration difficile; cet artifice qui fupplée l'œuvre de la nature dans les animaux qu'on laiffe paifibles dans le tems de l'opération du trépan, fait penfer qu'il n'a d'exiftence que dans ceux dont le cerveau n'eft pas formé, & que devenant inutile dans les autres, il ceffe & ne fe montre que quand le fujet de l'expérience eft dans une fituation contre nature

COROLLAIRE.

IL fuit de ce que nous venons de dire, que la caufe & les effets de ce mouvement, dont nous allons, Meffieurs, vous entretenir, ne tendent qu'à pénétrer le vœu de la nature dans la formation du cerveau & l'adhérence de la dure-mère au crâne; c'eft ce que nous développerons dans la fuite par des obfervations d'autant plus intéreffantes, qu'elles ont un rapport plus fenfible avec les phénomènes de l'économie animale, & peuvent jetter un grand jour dans une matière que le flambeau de la phyfique n'a encore que faiblement éclairée; nous pouvons néanmoins nous féliciter d'avoir pour guides, des Phyficiens dont le fouvenir fera toujours précieux à l'humanité.

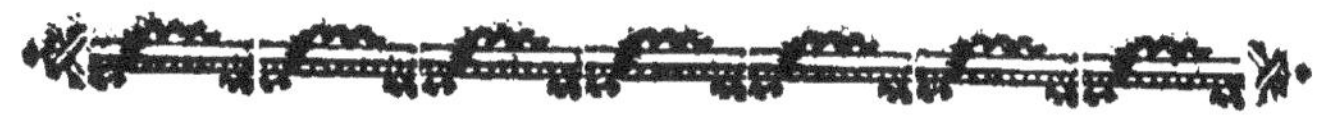

SECTION TROISIEME.

Cause du Mouvement alternatif.

Parmi les Auteurs dont j'ai exposé les opinions,
l'un, tel que Bouillet, pense que l'action de l'air sur
la membrane pituitaire & le cerveau, est la seule
qu'on doive admettre ; il y a selon lui, flux & reflux
continuel de cet élément, de manière que dans l'infpiration, la dilatation de la membrane & la pression
du cerveau abaissent l'un & l'autre ; & dans l'expiration, les parties se remettant, la dure-mère & le
cerveau paraissent se gonfler en raison du degré d'a-
baissement. Haller, Walstorff & Lamure soutiennent
au contraire que l'air ne pouvant agir ni sur la dure-
mère, ni sur le cerveau, parce qu'il n'y a pas de
passage propre à l'y introduire, il convient de recher-
cher une autre cause plus vraisemblable : ils croient
l'avoir découverte dans le reflux du sang veineux vers
la dure-mère & le cerveau ; ce sistême leur paraît plus
conforme aux loix de l'économie animale ; ils décident
donc que dans le tems de l'inspiration, les veines
se déchargent dans le cœur, les vaisseaux du cerveau
& de la dure-mère sont moins pleins, & causent
le vuide de la membrane & l'abaissement du viscère ;

le contraire s'opérant dans l'expiration, les veines fe gonflent, élèvent la dure-mère, & foulèvent le cerveau. La multitude d'expériences qu'ils ont faites fur les vaiffeaux, & leurs obfervations leur ont rendu cette vérité fi fenfible, qu'ils l'ont annoncée comme devant former un point de doctrine inconteftable.

M. Schlichting prenant un parti qui lui paraiffait plus fage, ne voulut fe déclarer ni pour l'une ni pour l'autre de ces opinions; il n'affigne aucune caufe, ou plutôt il eft incertain fi l'on doit attribuer le mouvement alternatif dont il parle, à l'air ou au cours du fang. Ecoutons M. Walftorff.

» Quod deniquè caufam attinet, quæ dictum
» motum faciat, in hâc dubius hæret (Schlichtingius),
» nec certi quidquam afferere audet, *utrum in uni-*
» *verfum cerebrum detumefcens, fe conftringat, co-*
» *mitante, aut nictu oculi citiùs fuccedente infpira-*
» *tione, atquè idem cerebrum comitante aut illicò*
» *fequente expiratione tumefcens laxetur? anne expi-*
» *ratione cruor aut aër, vel uterquè majori copiâ*
» *fortiùs verfus cerebrum prematur, atquè infpiratione*
» *ceffante preffione cruor aut aër aut uterque delabatur,*
» *aut fuperiorum partium preffione deprimatur, fic-*
» *que aut collapfum aut conftrictum cerebrum detu-*
» *mefcat?* Interim ex auctâ à tuffi cephalalgiâ, cruore
» & purè effufis diù fæpè abfque noxâ fub cranio
» fubfiftentibus, cerebro etiam herniâ adfecto, fub

» tuffi & fternutatione expulfo, aliifque phœnomenis
» caufam intelligi poffe exiftimat ».

Il s'agit maintenant d'examiner fi quelqu'un de
ces fentimens doit être admis, & s'il ne s'en trou-
verait pas un qui levant l'incertitude du favant Schlichting, excluerait l'influence de l'air de l'Académicien de Beziers, ainfi que le reflux du fang veineux
fi célébré comme caufe phyfique immédiate de notre
mouvement alternatif par Haller, Walftorff & Lamure.

S'il y avait à choifir parmi ces différentes manières de penfer, je n'héfiterais pas à préférer l'action
de l'air fur la dure-mère & le cerveau; l'os cribleux
ou ethmoïde eft une efpèce de ruche dans laquelle
s'incarcère l'air, fluide fi fubtil, qu'il pénètre dans
les retraites les plus déliées; la membrane pituitaire
n'eft qu'une continuation de la dure-mère; l'action
de l'air fur celle-là doit néceffairemenr fixer le fort
de celle-ci; l'air agira donc dans le tems de l'infpiration, dilatera la membrane pituitaire, abaiffera
la dure-mère; dans le même tems, l'air qui paffe dans
les poulmons pour remplir les véficules dont fes lobes
font compofés, n'ayant aucun pouvoir fur le cerveau,
laiffera ce vifcère en liberté, en conféquence il s'abaiffera. Dans l'expiration, le contraire arrivera; l'air
fortant des poulmons foulèvera le cerveau, & laiffera
par fa fortie la membrane pituitaire dans un relâche-

ment qui permettra à la dure-mère de se rétablir dans sa première situation : ce double effet s'exécutera fort promptement, & n'aura pas plus de durée que le mouvement de la respiration, parce qu'il en est la cause première & immédiate, tant que l'enveloppe du cerveau n'a pas contracté d'adhésion avec le crâne, & que ce viscère n'a pas acquis une consistance convenable ; mais si l'adhérence vient à être levée par quelque cause que ce soit, l'air reprendra ses droits, & fera reparaître le mouvement alternatif qui n'avait été suspendu que par l'adhésion. Ce sistème en impose d'autant plus, qu'il ne paraît pas opposé aux loix de la saine physique & de l'économie animale, & qu'il explique suffisamment le mécanisme de cette action.

Mais, me dira-t-on, pourquoi ne pas admettre le reflux du sang veineux comme cause de l'élévation & abaissement de la dure-mère & du cerveau ? Trois Physiologistes pénétrans & scrutateurs intelligens des secrets de la nature, n'ont parlé que d'après l'expérience ; ils ont apperçu ce double mouvement dans les veines caves & les jugulaires : il donnait des preuves évidentes de son existence autant de fois que la respiration se manifestait. Dans le tems que l'animal inspirait, le sang contenu dans les tuyaux veineux descendait, le vaisseau se vuidait, paraissait déprimé, & pâlissait ; quand au contraire l'air sortait de la poitrine, le fluide contenu dans ces tuyaux, remontait; ceux - ci fe gonflaient, reprenaient leur rouge : au même inftant la membrane & l'organe fuivaient dans leurs mouvemens la même alternative d'élévation & de dépreffion, & ce dans trois cir-conftances différentes, lorfque le fujet de l'expérience était jeune, dans l'opération du trépan, après avoir détaché la dure-mère du crâne, ou bien après avoir enlevé une large portion de cette boîte offeufe; voilà donc une action entièrement conforme au phéno-mène qu'offre le cerveau & fon enveloppe, qu'on ne peut raifonnablement attribuer à une caufe plus éloignée & moins liée avec les loix de l'économie animale; l'action de l'air eft donc quelque chofe d'étranger, ou s'il devient une condition effentielle pour la refpiration, ce n'eft qu'un agent accidentel, au lieu que le reflux du fang veineux ne paraît avoir été établi par l'auteur de la nature que pour le dé-veloppement & l'entretien du mouvement alternatif.

J'avoue, Meffieurs, que cette objection eft fédui-fante, & me ferait peut-être décider en faveur du flux & reflux du fang veineux; mais il faudrait pour cela démontrer, 1°. que le mouvement alterna-tif & celui du fang veineux ont lieu, quand l'enfant ou le fœtus eft renfermé dans le ventre de fa mère; pour lors on ferait mal fondé d'avancer que l'air en eft la caufe productive, puifque tant que l'enfant & l'animal ne font pas nés, il n'y a point de refpi-ration; il faudrait donc néceffairement admettre le fyſtême de MM. Haller, Walſtorff & de Lamure; mais ces Auteurs conviennent que le mouvement annoncé n'exiſte pas dans le fœtus, tandis qu'il eſt de toute probabilité que le flux & reflux du ſang veineux y exiſtent dès le premier inſtant de la circulation; par conſéquent le reflux du ſang veineux n'eſt pas deſtiné à la production du mouvement alternatif: 2°. Que ce flux & reflux du ſang veineux ne diſcontinuent point, quand la dure-mère a contracté adhérence avec le crâne; il devrait donc continuer à ſoulever le cerveau, ce qui eſt contraire à l'expérience & à l'obſervation. 3°. Nous apprenons par l'expérience qu'en augmentant la reſpiration de l'animal, en gênant ou preſſant ſa poitrine, le mouvement alternatif renaît, tandis qu'il était impoſſible de l'appercevoir dans un état de tranquillité & de liberté; par conſéquent l'action du ſang qui roule dans les veines caves & jugulaires, action qui perſiſte dans tous les inſtans de la vie, n'eſt pas cenſée être la cauſe de ce phénomène, excité par la difficulté que rencontre l'air à entrer & ſortir de la poitrine.

Il eſt de même de toute évidence que l'air n'eſt pas la cauſe première & immédiate du mouvement alternatif. 1°. parce qu'il ne peut pas pénétrer a travers les trous de l'os ethmoïde ou cribleux; on n'a pas encore remarqué ſur ſa ſurface interne qui répond à la dure-mère, d'ouverture capable de le faire agir

immédiatement

immediatement sur elle. M. Haller m'a mandé que tous les efforts qu'il avait faits pour les y découvrir, avaient été inutiles; de mon côté je puis assurer la même chose. 2°. La respiration subsistant depuis le premier jusqu'au dernier moment de la vie, le cerveau devrait être perpétuellement soulevé & abaissé en tems contraires; ce qui n'est pas, si l'on s'en rapporte à l'observation d'après les expériences de MM. Haller, Walstorf, &c. 3°. il ne peut agir, quand le fœtus est retenu dans le ventre de sa mère, puisqu'enveloppé dans le chorion & l'amnios, il nage dans l'eau sans respiration. 4°. Dans les poissons & les oiseaux on ne l'apperçoit pas, parce que leur cerveau est mol, délicat, & ne doit point acquérir ce volume, cette consistance que l'on observe dans celui des quadrupèdes & dans l'homme.

Si nous n'admettons pas la présence de l'air comme agent immédiat & cause productive du mouvement alternatif, malgré les expériences & observations de M. Bouillet, nous devons à plus forte raison rejetter le reflux du sang veineux, comme insuffisant & ne produisant pas toujours le même effet à l'égard du cerveau, quoiqu'il paraisse jouer le même rôle que cet organe & son enveloppe. Il est donc essentiel de faire connaître le moteur commun du cerveau & de la dure-mère, qui s'acquitte de ses fonctions, tant que cette enveloppe n'a pas

Tom. I.   R

contracté d'adhéfion qui les ceffe, lorfque l'adhérence eft formée, les reprend quand cette enveloppe eft débarraffée des liens qui l'attachaient au crâne, & qui, à ces deux époques de liberté & d'union, jouit des droits qu'il a fur le cerveau, & les abandonne felon les circonftances. Or, Meffieurs, je n'en trouve pas qui puiffe mieux remplir l'intention du Créateur, que la plèvre & la membrane pituitaire; & fi par les obfervations que je vais rapporter, je viens à bout de démontrer que ces parties font les feules en état de faire naître le mouvement alternatif, de le perpétuer, & de le faire reparaître, lorfqu'on détache la dure-mère du crâne; je les regarderai avec fondement comme les organes dont dépend immédiatement fon exiftence.

PREMIÈRE OBSERVATION.

Nous remarquons que le corps eft revêtu, tant à l'extérieur que dans fon intérieur, d'une membrane criblée d'un nombre prodigieux d'ouvertures à qui l'on a donné le nom de *pores*; ils font autant de foupiraux deftinés à laiffer un libre paffage aux humeurs fuperflues dont le féjour pourrait nuire à l'exercice des fonctions organiques: cette enveloppe eft un fac dans lequel font logées toutes les parties molles; il en eft une feconde qui revêt la moëlle

& les cordons nerveux ; une troisième entoure les parties dures, telles que les os ; elle est si fortement unie à leur surface tant interne qu'externe, qu'on ne peut l'en détacher qu'avec violence : une quatrième enfin est le tissu cellulaire qui se répand presque par-tout. Nous nous contenterons de célébrer la première, comme devant jouer un rôle principal dans la matière intéressante que nous traitons.

SECONDE OBSERVATION.

Si nous ne considérions cette tunique que dans un point de vue général, nous ne lui attribuerions que les avantages résultans de l'expérience & des observations du célèbre Sanctorius, bornés à l'histoire de l'insensible transpiration, nous en admirerions les effets en faveur de la conservation de notre machine, & le tableau que nous donnerions des maux que cause la suppression & la diminution de sa masse, deviendrait des plus effrayans, parce qu'une multitude d'agens conspirans à rompre l'équilibre qui doit règner entre les solides & les fluides, un de ceux dont l'influence devient plus préjudiciable au bon ordre établi dans le jeu de nos ressorts, est sans contredit l'air, élément subtil, plus ou moins pur, plus ou moins léger, soutien de notre vie, source de nos maladies ; mais nous nous écarterions de notre objet, & nous perdrions de vue la grande influence qu'elle a dans la production du mouvement alternatif, puisque je la regarde comme en étant l'organe immédiat, ainsi qu'il fera prouvé par l'obfervation fuivante.

TROISIÈME OBSERVATION.

Il eft conftant & démontré par l'anatomie, que la membrane intérieure, qui forme ce qu'on appelle la *pituitaire*, la dure-mère, la plèvre & le péritoine, ainfi que la membrane qui revêt l'œfophage, l'eftomac, & le canal inteftinal, font une continuation de la peau dépouillée dans ces endroits de fon épiderme.

QUATRIÈME OBSERVATION.

Il eft encore de toute vérité que l'air n'agit pas fur la membrane pituitaire, ni fur le poulmon, tant que l'enfant eft renfermé dans le ventre de fa mère ; nous prouvons en juftice qu'un enfant a vécu lorfqu'un de fes poulmons furnage dans l'eau, parce qu'alors l'air ayant gonflé une portion de cet organe de la refpiration, il eft cenfé avoir vécu, ce qui n'arriverait pas s'il était mort avant l'accouchement.

CINQUIÈME OBSERVATION.

ON a remarqué que la dure-mère eſt détachée du crâne pendant un certain tems dans l'animal, & pendant quelques années dans l'homme; il en eſt de même de la plèvre qui ne ſe colle aux côtes que par ſuite; la nature a donné à cette membrane cette facilité, afin que les fonctions du cerveau, de la dure-mère & des poulmons, s'exécutaſſent plus facilement, comme on le verra dans la ſuite.

SIXIÈME OBSERVATION.

LES Phyſiologiſtes, qui ont travaillé ſur le mouvement alternatif de la dure-mère, du cerveau, & ſur ſon analogie avec celui de la reſpiration, conviennent qu'il eſt un certain tems où cette double action ſe perd; c'eſt quand la dure-mère eſt fortement attachée au crâne, elle ne ſe rétablit que quand on l'en détache.

PREMIER COROLLAIRE.

IL ſuit de ces obſervations que l'air ne peut agir ſur la membrane pituitaire, la dure-mère, la plèvre & le péritoine, que quand l'animal ou l'enfant eſt né ; elles n'ont effectivement d'action qu'à cette époque ; il est donc déjà fort probable que l'air est le premier moteur du mouvement alternatif.

II. COROLLAIRE.

ON doit conclure par la sixième Observation que les membranes mentionnées ne se collent aux parois des os qui les avoisinent, qu'après un certain espace de tems ; elles ont donc jusqu'à ce tems une liberté de se mouvoir ; c'est pourquoi la plèvre que l'on trouve, selon Winslow & autres Anatomistes, tellement unie aux côtes qu'il faut employer la force la plus grande pour l'en détacher, est mobile dans l'enfance ; c'est son mouvement que je prétends faire valoir, ainsi que celui de la pituitaire, pour démontrer la manière dont s'opère le mouvement alternatif.

Effectivement, quand l'air commence à s'introduire dans les poulmons, ceux-ci se gonflent, soulèvent la plèvre & les côtes ; la membrane pituitaire, de son côté, se distend, & dans cette action commune aux deux membranes, je trouve le moyen d'expliquer comment s'exécute le mouvement alternatif ; puisque la distension de l'une & de l'autre, dans le tems de l'inspiration, ne peut se faire sans tirailler la dure-mère & l'obliger de s'abaisser ; le cerveau se trouvant en même-tems pressé dans ses parois par la dure-mère, il est contraint de céder à la force, sur-tout dans le moment où les artères se désemplissent; dans l'état contraire il est déprimé & s'abaisse; les membranes mentionnées & le cerveau se rétablissent dans leur premier état avec la même promptitude que s'est opéré leur abaissement.

Quand la dure-mère & la plèvre, par le jeu de la respiration & par l'action des vaisseaux ont contracté avec leur boëte l'adhérence que l'on remarque quand l'enfant ou l'animal est parvenu à un certain âge, pour lors tout mouvement cesse, parce qu'il n'y a plus de jeu dans ces parties molles, & qu'elles sont tellement enchaînées qu'elles deviennent immobiles.

On observe néanmoins que le mouvement se réveille quand on décolle la dure-mère, ce qui ferait croire que la plèvre ne contribue en rien à ce mouvement; mais il est bon de remarquer qu'il ne paraît que lorsqu'on a employé l'artifice, comme cela m'est arrivé, en faisant des expériences sur des moutons, soit en gênant la respiration, soit en comprimant les vaisseaux; il n'est point alors étonnant que dans cet état de gêne, on voye renaître le mouvement alternatif.

Pour prouver la vérité de ce sentiment, je rapporterai l'hiſtoire d'un homme que j'ai traité dans notre Hôtel - Dieu, en qui nous n'avons pas obſervé ce mouvement, quoique le crâne fût en partie découvert.

Vers l'an 1759, je fis ouvrir à l'Hôtel - Dieu le cadavre d'un homme qui avait été trépané trois ou quatre ans auparavant, à cauſe de quelques coups de pierre qu'il avait reçus, & à qui on avait enlevé des parties conſidérables de l'occipital, attendu que le fracas de cet os avait épargné au Chirurgien la peine d'inſtrumenter avec l'arbre du trépan; nous avons trouvé dans le cerveau un abcès qui s'étendait depuis le fond des ventricules juſques vers la moëlle allongée; une portion du cerveau était adhérente à la dure-mère & celle-ci au péricrâne, ſpécialement dans l'endroit où le trépan s'était fait naturellement, de manière que les parties mentionnées ne formaient qu'un ſeul & même corps; cet homme, pendant le cours de ſa maladie, ne rapportait ſes douleurs qu'à la tête; ſa face était brûlante, d'un rouge écarlate; la fièvre ne fut cependant pas bien violente, ſi vous exceptez les trois ou quatre derniers jours de ſa maladie qui ſe paſsèrent dans un tranſport ſuivi d'aſſoupiſſement qui tenait du léthargique, auquel ſuccédèrent des mouvemens convulſifs qui ſe terminèrent par la mort, comme on devait s'y attendre.

Ce ſujet, depuis le traitement de ſa playe avec

fracas d'os, n'avait point eu de maladies ni de maux
de tête ; il est à présumer que s'il ne se fût point
exposé au soleil dans le tems de la moisson, il aurait
pu vivre aussi long-tems que le commun des hommes, ce qui me fait conclure que les mouvemens
alternatifs du cerveau & de la dure-mère ne sont pas
essentiels dans l'ordre de l'économie animale, puisque l'adhérence réciproque, dont je viens de parler,
rend impossible l'existence de ces mouvemens qui
sans contredit auraient altéré la santé de celui qui
donne matière à notre observation ; d'ailleurs, ils
n'ont jamais été observés dans ce sujet.

III. Corollaire.

Nous devons donc croire & être intimement
persuadés, Messieurs, que ce mouvement alternatif
n'existerait pas, s'il n'était utile dans l'enfance, pour
remplir le vœu de la nature, que nous allons faire
connaître dans la dernière section.

SECTION QUATRIEME.

Effets du Mouvement alternatif.

Nous avons dit plus haut que ce mouvement n'avait pas lieu dans les poiſſons & les oiſeaux ; le cerveau & le poulmon ſe trouvent dans ces animaux, d'une petiteſſe, d'une molleſſe, & d'une configuration qui n'exigent pas de la nature cette précaution qu'elle prend en faveur de l'homme & des quadrupèdes non reptiles. Les oiſeaux ont le cerveau fort étroit, il prend preſqu'auſſitôt après la naiſſance, ſon état de conſiſtance : celui des poiſſons eſt d'une molleſſe qui approche de la liquidité ; il reſte toujours le même juſqu'à l'âge le plus avancé : celui des quadrupèdes eſt au contraire d'une aſſez grande étendue relativement à la groſſeur naturelle de l'animal & à ſa vivacité. Nous obſervons que plus leur ſang eſt vif, plus la dure-mère contracte promptement adhérence avec le crâne ; auſſi n'eſt-il pas ſurprenant que dans le mouton, le chat, le chien, &c., cette opération ſe faſſe avec plus de célérité que dans l'homme, animal bipède dont l'accroiſſement eſt tardif, dans lequel les organes doivent ſe développer plus lentement que dans les autres privés de la raifon ; on dirait que l'ame qui doit diriger fes opérations, ferait troublée par une formation auffi accélérée que dans les autres êtres vivans qui ne jouiffent pas du glorieux privilège d'en poffëder une. Les poulmons font très-petits dans les oifeaux ; leur développement eft complet quelques jours après leur naiffance, parce que leur élan dans l'air qui leur eft propre, la fuit de fort près. Les poulmons du poiffon font autrement configurés que celui des autres animaux, parce qu'ils doivent, fitôt qu'ils ont vie, vivre dans un élément extrêmement léger & fubtil.

De cette comparaifon que nous venons de faire du cerveau & des poulmons des animaux non reptiles avec ceux des oifeaux & des poiffons, nous avons droit de conclure que la nature, dans ces derniers êtres, n'a pas befoin d'employer un fi grand travail pour la formation des vifcères mentionnés, que dans les premiers : les uns doivent vivre dans l'air & l'eau, élémens fluides, légers, qui demandent de la part du cerveau & des poulmons, une dilatation, une fermeté à l'épreuve des obftacles qu'ils rencontreraient à chaque inftant ; les autres au contraires peuvent refter dans un état de tranquillité conforme à leur manière d'être : ils font collés à la terre, & leur action eft relative aux différentes fonctions auxquelles ils font deftinés. La nature à leur égard eft plus lente dans fa marche ; elle agit autrement, mais avec autant de fageffe & d'induftrie. Le cerveau & le poul-

mon dans la naiſſance de l'homme & des quadrupèdes non reptiles, ſont étendus ; leur volume eſt ſi
conſidérable , relativement à celui des autres animaux , qu'ils n'onr pas pu acquérir tout-à-coup ce
degré de conſiſtance convenable à l'exercice de leurs
fonctions ; en conſéquence , l'auteur de la nature
emploie le mouvement alternatif de la dure-mère
pour le cerveau, la dilatation & l'abaiſſement de
la plèvre dans le mouvement de la reſpiration ,
pour les poulmons, afin de donner à l'un & à l'autre
organe cette fermeté convenable à leurs opérations
journalières : d'un côté la membrane pituitaire & les
poulmons reçoivent l'air & ſe dilatent; ceux-ci dif-
tendent la plèvre mobile & non adhérente aux côtes
& aux muſcles intercoſtaux : dans le même inſtant,
l'une & l'autre tunique abaiſſent la dure-mère avec
laquelle elles ne font qu'une ſeule & même membrane. Cette double action déprime le cerveau &
l'oblige de s'abaiſſer d'autant plus volontiers , que
les artères carotides ſe ſont vuidées pour remplir les
veines. D'un autre côté, l'air ſortant par les narines
& par la bouche, laiſſe les poulmons & la membrane
dans un état de relâchement qui rétablit la dure-mère
& la plèvre dans leur première ſituation ; en conſéquence la dure-mère ne paraît plus déprimée , & le
cerveau ſe relève avec d'autant plus de facilité , que
dans le tems de cette opération, c'eſt-à-dire, dans le
tems de l'expiration, les artères carotides ſont remplies.

Voilà, Messieurs, le mécanisme qu'emploie la nature pour exécuter le mouvement d'élévation & d'abaissement de la dure-mère & du cerveau, alternatif & analogue à celui de la respiration.

J'ai dit plus haut que notre mère commune s'était servie de ce moyen pour donner aux poulmons & au cerveau, la fermeté nécessaire à l'exercice de leurs fonctions; j'ai tout lieu de le croire, d'après l'ouverture que j'ai faite de liévres nouvellement sortis du ventre de la mère : je n'ai pas trouvé leur cerveau plus consistant que de la bouillie, & leurs poulmons n'étaient qu'un composé de mucosité, gluten épais, qui avait besoin de l'action de l'air & de celle des vaisseaux pour prendre la forme & la solidité nécessaires aux emplois importans auxquels ils sont destinés; ce qui m'a fait croire, & me fait conclure que le mouvement alternatif, analogue à celui de la respiration, n'a d'autre but avec l'action de la plèvre qui revêt les poulmons, que de donner aux deux viscères leur degré de consistance; qu'au moment où ils l'ont acquis, le mouvement alternatif cesse, & qu'il devient alors inutile; qu'à cette époque remarquable, le nature prévoyante s'est servie de ces différens mouvemens pour coller de la manière la plus forte ces deux membranes à leurs parties environnantes; aussi voit-on dans les adultes la dure-mère adhérente au crâne, ainsi que la plèvre aux côtes & muscles intercostaux.

Telles font mes réflexions fur l'exiftence, la caufe & les effets du mouvement alternatif. Je m'attends bien à des contradictions; mais j'ofe me flatter que ceux qui verront les chofes avec candeur, ne douteront pas de la mienne. Mon fyftème me paraît entièrement conforme à l'inftitut & au vœu de la nature; du moins je le crois tel, d'après les obfervations qui en font la bafe : d'autres qui ont travaillé avant moi, ont vu différemment. C'eft un malheur vraiment fatal à l'humanité, que dans l'étude de la phyfique, on foit fans ceffe expofé à fe tromper fur les événemens, mêler les caufes, fuivre une fauffe route & s'égarer; mais ne nous plaignons pas, Meffieurs; les fiècles antérieurs au nôtre étaient bien plus malheureux avec moins de reffources; nous pourrions à peine définir l'obfcurité qui les enveloppait. Aujourd'hui le favant qui veut travailler avec précaution, trouve un guide affuré dans la communication de vos lumières, & dans l'expérience; c'eft cette mère de la raifon, cette ennemie du préjugé qui depuis un fiècle a ramené le génie à fa deftination, & rapproché le genre humain de la vérité & de la nature; auffi nous pouvons dire avec Voltaire:

La vérité renaît, l'erreur s'évanouit.

A Auxerre, ce 18 Octobre 1783.

FIN DU TOME PREMIER.

TABLE
DES MATIÈRES
CONTENUES DANS CE Ier VOLUME.

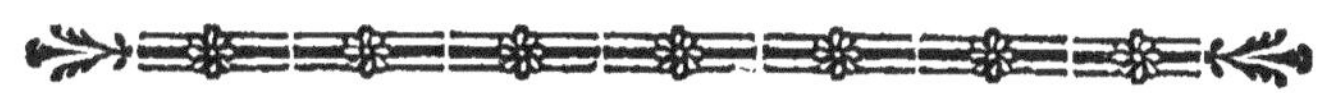

A.

BOUILLET, Secrétaire perpétuel de l'Académie de Béziers, son sentiment sur l'exiftence du mouvement alternatif du Cerveau, 233 & fuiv. Selon lui, l'action de l'action de l'air en eft la caufe, 235, 251. Son opinion réfutée, 256.

BOURGEONS CHARNUS, leur exiftence n'eft pas une preuve de fenfibilité, méchanifme de leur formation, ils font de même ftructure que les parties qu'ils réparent, 179 & fuiv.

BUSSANT, fes Obfervations, 186.

BERLIN (Académie de), couronne le fyftême de M. le Cat, 147.

C.

CALDANI, Philofophe & Médecin de Bologne, confirme les Expériences de l'Auteur, 142. Ses Obfervations, 186. Fixe les limites de l'infenfibilité du Cerveau à trois ou quatre lignes du pied de Roi de Paris, 187.

CAMETTI (Octavien), Profeffeur en Mathématiques à Pife, affifte aux Expériences de M. Pozzi, 160.

CAMUS (LE), Docteur - Régent de la Faculté de Médecine de Paris; felon lui, la lymphe forme la graiffe & la femence, 206.

CASTELL, fes Obfervations, 185 & 186.

CAT (LE), Secrétaire perpétuel de l'Académie de

F.

H.

I.

avec la Senſibilité, 22. Exiſte même après la mort, eſt excitée & renouvellée par des agens méchaniques ou chymiques, 81. Les nerfs ſont la cauſe occaſionnelle de ſa conſervation, *ibid.* Quoiqu'elle ſoit indépendante, 12.

K.

Kaau (Abraham), neveu de Boerrhaave, annonce, comme cauſe phyſique de l'irritabilité, un ſtimulus particulier qu'il ne connaiſſait pas, 12.

L.

Laghi (Antonio), Philoſophe & Médecin de Bologne, M. Pozzi lui fait part du réſultat de ſes Expériences, 155.

Laisse (de), célèbre Chirurgien, ſes Obſervations, 136.

Lait, ſes propriétés, 75.

Lamure, célèbre Profeſſeur en l'Univerſité de Montpellier, ſes expériences, ſes procédés & ſon ſentiment ſur l'exiſtence & la cauſe du mouvement alternatif, entièrement conformes à ceux de M. Haller, 242. Accuſé par ce ſavant de plagiat, il s'en juſtifie pleinement, *ibid.*

Lesseré, Chirurgien d'Auxerre, deux de ſes Obſervations ſont une preuve de l'inſenſibilité de la

M.

N.

O.

P.

petit dans les poiſſons & les oiſeaux, 266. Autrement configuré que celui des autres animaux, 267. Eſt très-étendu dans l'homme & les quadrupèdes non reptiles, *ibid*. C'eſt la dilatation & l'abaiſſement de la plèvre dans le mouvement de la reſpiration qui lui donne ſon dégré de conſiſtance, 268. Expériences qui le démontrent, 269.

Pozzi (Céſaréo), de l'Ordre des Religieux Olivétans, Profeſſeur en Mathématiques en l'Univerſité de Rome; d'abord contraire à M. Haller, ſe rend enſuite à ſon ſentiment, viij, xij, 158. Ses Expériences, *ibid*. Quoique faites ſur des animaux, elles ne ſont pas ſujettes aux inconvéniens de celles de M. le Cat, 175.

Pupigliani (Bernardin), Philoſophe & Médecin de Florence, aſſiſte aux Expériences de M. Pozzi, 161.

R.

Ratte, ſes fonctions, 73.

Reins, ſes fonctions ne ſont que des paſſages propres à recevoir l'urine, 20.

Respiration, ſon mouvement eſt analogue à celui du cerveau & de la dure-mère, plus il eſt accéléré & étendu, plus celui-ci eſt évident & prompt, 239. Son action concoure à l'entretien & à la conſervation de la vie, 240.

T.

de la Faculté de Paris, son sentiment sur l'existence du fluide nerveux, 205. Il pense avec
raison qu'il contribue à rendre la digestion parfaite, 210.

VOLTAIRE, 270.

Z.

ZIMMERMAN, premier Médecin de l'Électorat
de Hanovre, sa Thèse inaugurable sur l'irritabilité, v, 93. Approuve tacitement les Expériences
de l'Auteur, 142. Qui l'avait combattu, 143,
184. Partisan de M. Haller, 11. Ses observations, 285.

ZINN (Jean-Gottfried), Professeur en l'Université
de Gottingen, partisan de M. Haller, xij. Ses
observations, 286.

W.

WALSTORFF (Jean-Diéteric), Médecin d'Heidelberg, ses observations, 238. Travaille avec
M. Haller au mouvement alternatif & suit en
tout son sentiment, 239 & suiv.

WHITT, annonce comme cause physique de l'irritabilité un stimulus particulier qu'il ne connaissait
pas, 12.

WINTER, Médecin ordinaire de la Maison d'Orange,
12.

Fin de la Table du Tome premier.